TU SALUD AL DIA
PROGRAMAS PARA MEJORAR TU SALUD

Damian Heredia

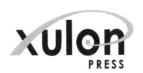

Propiedad intelectual protegido por Damian Heredia

Tu Salud Al Dia
Programas Para Mejorar Tu Salud
por Damian Heredia

Impreso en los Estados Unidos

ISBN 9781625093455

www.xulonpress.com

Prólogo

*E*l programa "**Pierda Peso Comiendo**" es un sistema real, verdadero y confiable que le garantiza al usuario que su vida y su figura cambiarán en forma positiva. Después de varios años de preparación y buscar información, hemos preparado un programa escrito, el cual está dotado de una información muy valiosa para aquellos que por tanto tiempo han luchado por perder libras y no tan solo perderlas, sino mantener una buena figura. Este programa también está dotado de otras informaciones muy útiles para tu salud. Este programa no consiste en pastillas, ni batidas, ni ninguna otra píldora mágica que le permite bajar de peso de la noche a la mañana. No hay programa que logre hacer tal hazaña sin que nuestro organismo sufra las consecuencias desbastadoras de una mala nutrición, perdida de agua innecesaria o de los lípidos grasas, que aunque las tengamos en abundancia, deshacerlas en forma abrupta causan un desbalance que no es lo mejor para nuestro cuerpo. Por lo contrario, este programa hará que elimines aquellas libras que tienes de más y no sufrirás de hambre, pues podrás comer en abundancia, pero en una forma organizada, sistemática y probada científicamente por expertos en la materia. Si sigues este programa al pie de la letra podrás perder el peso deseado y obtener la figura que tanto has soñado.

Introducción

E l Programa "**Pierda Peso Comiendo**" tiene su origen desde la misma creación de Dios, pues cuando Dios creó a Eva y Adán les proporcionó una regla de cómo alimentarse sabiamente. Regla que si el hombre recién creado hubiese seguido al pie de la letra, hoy día contaríamos con una población más sana y libre de tantas enfermedades que, a causa de una mala alimentación son adquiridas, el 99% de ellas conocidas y otras desconocidas.

En 3 Juan 1:2 dice: "Amado, deseo que prosperes en todo y tengas salud, así como prosperas espiritualmente". Amigo, el deseo de Dios es ver al hombre y la mujer saludable, con cuerpos sanos, libres de toda enfermedad y en su peso normal. Este programa es único en el mundo y sus resultados han sido los mejores, ya que permite al ser humano volver al camino correcto del sano comer y la forma correcta de alimentarse.

Antes de que comiences el programa, debes hacer un análisis de tu vida: ¿Qué comes? ¿Cuántas veces comes al día? Hay personas que comen de 7 a 8 veces al día, otras lo hacen de 9 a 10 veces y otras están casi todo el día comiendo, como resultado de esta mala práctica se suelen almacenar en nuestro organismo calorías.

El programa también tiene calorías, proteínas y todos los demás nutriente, pero el cuerpo no podrá almacenarlas, ya que está diseñado para que queme y consuma todo lo que está almacenado demás en el cuerpo, y así, lentamente, perderás peso día a día, sin pastillas o ninguna otra píldora que destruya tu salud.

Debes recordar que las libras que están demás en tu organismo no llegaron de la noche a la mañana. Bajar la pipita, la papa, las caderas y la cintura no es tarea fácil, fueron llenando por varios años, tal vez de 10 a 15 años, y no esperes bajar de peso en un solo día o en un mes. Esto es imposible, ya que hacerlo en forma abrupta causara más daño que bien. El programa "Pierda Peso Comiendo" hará una reforma total y absoluta que te llevara a crear una nueva figura.

Es muy importante reconocer los malos hábitos al comer y estar dispuestos a modificar las malas costumbres de alimentación. También es importante saber que comer fuera de horas crea malos hábitos, como los son el café y el cigarrillo; así que tendrás que romper con esos malos hábitos. Sera duro, pero no es imposible; otros lo han logrado por qué tu no. Todos los malos hábitos son difíciles de romper y a veces te sentirás rendido. Debes aprender y tratar de ver quién es el que controla tu vida, tu mente o tu cuerpo. Si tu cuerpo te domina tienes que quitarle el dominio, si es tu mente es cosa más sencilla. Si comparamos los esfuerzos que hace uno que está acostumbrado a fumar y al tratar de romper con ese vicio, se le hace difícil. Tiene que luchar, sufrir, ya que el cuerpo le pide que siga fumando. Muchos fallan y no pueden dejar de fumar, así es cuando tú decides romper con los malos hábitos de comer. Tu cuerpo peleara como si fuera un caballo sin domar, tendrás que domarlo. Los primeros días serán duros, te lo estoy advirtiendo a tiempo, aunque vas a comer en abundancia, tendrás que doblegar tu cuerpo y acostumbrarlo al nuevo programa de alimentación.

Después de superar los primeros días y con una mente positiva, y una meta ya definida, reformarás tu vida y tendrás una mejor salud. No te enfermaras con facilidad, ya que tus defensas estarán en su nivel optimo; tu colesterol desaparecerá, tu nivel de azúcar será normal, tu presión arterial será mejorada, tu hígado trabajara mejor al igual que tus riñones, la vesícula funcionará mejor, y aquellos que padecen de estreñimiento se curaran por completo; ya que este programa, "Pierda Peso Comiendo", le permite al usuario reformar su cuerpo y llevarlo a funcionar en forma correcta. No te desanimes, si ves que el primer mes no pierdes una libra, continua. Este programa está diseñado para trabajar en forma lenta, pero efectiva. Ya para el segundo mes verás los resultados y así sucesivamente. Recuerda, este programa Si funciona, muchos lo han logrado, tú también podrás.

Nuestro interés es que aprendamos a comer y a cuidar nuestro cuerpo lo mejor posible. Espero que puedas iniciar tu programa sin problemas, y recuerda que tienes que llevarlo al pie de la letra para que puedas obtener mayor resultado. ¡ÉXITO!

Tabla de Contenido

El ejercicio

El ejercicio estimula la medula ósea para que produzca más células rojas (tratamiento bueno para combatir la anemia). La absorción de hierro en los intestinos se promueve con el ejercicio. El mejor ejercicio físico para todos y que puede practicarse sin restricciones es el caminar. "Todos tenemos dos médicos: la pierna derecha y la pierna izquierda", dice un antiguo proverbio.

Consumo de calorías por hora en diferentes actividades:

Dormir	65	Tenis	450
Fútbol	850	Caminar	250
Ciclismo	500	Carrera	1,000
Gimnasia	350	Natación	650

- ✓ El ejercicio batalla contra las enfermedades.
- ✓ Ayuda con problemas digestivos.
- ✓ Ayuda a eliminar impurezas.
- ✓ Ayuda con problemas de los riñones.
- ✓ Ayuda a fortalecer los pulmones.
- ✓ Provee sangre y oxigeno al celebro.
- ✓ Tonifica y fortalece los músculos.

✓ Ayuda a la piel
✓ Mejora la circulación de la sangre.

El ejercicio ayuda a TODO el organismo. Mejora la condición de la próstata (ver pág. 135), ayuda a eliminar la depresión y el estrés (ver págs. 137-139), te facilita dormir mejor, reduce los malos olores del cuerpo. Cambia el temperamento de agresivo a pasivo. Libera endorfinas las cuales permiten que te sientas feliz y joven. Cuando se camina rápido el musculo hala el tendón y el tendón hala el hueso el cual le envía una señal o mensaje al cerebro para que produzca calcio. Para producir calcio caminar es excelente.

Sudar

El sudar es un proceso normal y natural del cuerpo. Al sudar el cuerpo elimina las toxinas y regula su temperatura. Cuando las personas no sudan es porque las glándulas sudoríficas no están trabajando adecuadamente, y como consecuencia el cuerpo se llena de toxinas. A veces las personas tienden a tener mal olor corporal o a sufrir de sobrecalentamiento sin tener fiebre.

Para activar las glándulas sudoríficas se recomienda lo siguiente:

1. Llenar un recipiente con agua y con hielo. El recipiente debe acomodar 3-4 toallas.
2. Cubrir todo el cuerpo con las toallas mojadas. Permanecer así por 30 minutos.
3. Repetir este procedimiento por tres días una vez al día. Todo toxico del cuerpo será eliminado por la piel y las glándulas sudoríficas volverán a su normalidad. El mal olor corporal desaparecerá.
4. Es muy importante consumir el agua requerida diariamente (una onza por libra de peso corporal (restándole 40 libras), ver pág. 28).

Rescatar

"Hagamos al hombre a nuestra imagen y semejanza". . .
Génesis 1:26

Y Jesús vino a **RESCATAR** al hombre para que vuelva a
tener la imagen y semejanza de Dios.

R	régimen alimenticio
E	ejercicio
S	sol
C	confianza en Dios
A	agua
T	temperancia
A	aire fresco
R	reposo

A estos también se les conocen como "los especialistas de la
salud". Permitan que les ayuden. Amén.

M S G

Monosodio Glutamato es un aditivo peligroso, causa Esclerosis Múltiple, Parkinson y Alzhaimer. ¿Dónde se encuentra el MSG?

• Caldos (Broths)
• Cubitos (Boullion)
• Extracto de Malta (MaltExtract)
• Res Natural (Natural Beef)
• Sabor a Pollo (Chicken Flavoring)
• Sabores (Flavorings)
• Sabor a Malta (Malt Flavoring)
• Sabor Natural (Natural Flavoring)
• Sazón (Seasoning)

Aditivos que siempre contienen (MSG)

• Monosodio Glutamato (MSG)
• Calcio de Caseína
• Sodio de Caseína
• Extracto de Levadura
• Extracto de Proteína de Plantas
• Harina de Avena Hidrolizada
• Levadura Autilizada

- Proteína Hidrolizada
- Proteína Hidrolizada de Plantas
- Proteína Vegetal Hidrolizada
- Textura de Proteína

La alimentación vegetariana y sus beneficios

1. Es una alimentación completa.
2. Conlleva una mejor nutrición.
3. Beneficia el proceso digestivo.
4. Favorece la desintoxicación del organismo.
5. Nutre tanto el cuerpo como la mente.
6. Provee más energía y juventud.
7. Es más sabrosa y variada.
8. Es de preparación sencilla y rápida.
9. Es más económica.
10. Ahorras energía.
11. Evitas padecer de: cáncer, artritis, obesidad, diabetes, estreñimiento, alta presión, problemas cardiovasculares, etc.

Los radicales libres

Los radicales libres se conocen como desechos o tóxicos que se encuentran en la sangre. Una cantidad elevada de estos radicales libres en el torrente sanguíneo es altamente peligroso ya que dañan o debilitan las células y éstas se tornan en células carcinógenas. La pregunta es: ¿Cómo eliminarlas o neutralizarlas? La respuesta es: con antioxidantes.

ALGUNAS FUENTES DE ANTIOXIDANTES

Semillas de uvas, romero, tumeric, aceite de germen de trigo, ajo crudo, clorofila, germinados y otros.

PRODUCTORES DE RADICALES LIBRES

Comidas chatarra, radiación, rayos X, detergentes, pesticidas, microondas, televisores, celulares y otros. Cuando los radicales libres están fuera de control dañan los lípidos (grasas). El hígado es el órgano más importante para eliminar los radicales libres y salvarnos del cáncer. El agua es lo más importante para limpiar el hígado. También limpian el hígado la zanahoria, la remolacha, las habichuelas, el Zinc y las Vitaminas A y C.\ Los mejores amigos del hígado son: la piña, el limón agrio, la lima, el agua, el ejercicio al aire puro y fresco.

Como detectar el cerdo en las comidas

U	Esta letra indica que el producto no contiene cerdo, puede contener res.
K	Esta letra indica que el producto no contiene cerdo, a veces libre de res, "Kosher".
U-D K-D	Estas letras indican que el producto no contiene cerdo, puede contener algo lácteo.
Kparve **K pareve**	Esto indica que el producto está libre de cualquier sustancia que proviene de animal (leche, huevo).
Gelatina	Producto hecho con huesos y pieles de res y cerdo usando el colágeno, una Proteína encontrada en la piel del animal. Se encuentra en: barquillas, "frosting", pastelones, chocolate, requesón, cremas, queso crema, "cheesecakes", flanes, salsas congeladas, helados, yogurts, "marshmallows", bombones, pastillas para dolor de garganta, etc. . .

¿Qué es la obesidad?

La obesidad es una enfermedad del apetito. Se transforma nuestro metabolismo por la hipertrofia general del tejido adiposo, si bien en formas particulares de obesidad, la grasa se acumula en distintos lugares del cuerpo. Algunos de los cuales son: la cara, el cuello, los brazos, la barriga y las caderas. La característica principal de la obesidad es el aumento de peso.

El 99% de los casos de obesos es por la forma excesiva en que ingieren los alimentos. Muchas malas costumbres de alimentación son adquiridas en la infancia, por la falta de un ejemplo, el ejercicio sin disminuir el aporte nutritivo, los estados emocionales y en algunos casos por trastornos en la glándula de la tiroides.

La obesidad puede traer con ella otras enfermedades que nos afectan nuestro diario vivir. Algunas son: respirar con dificultad, fatigarse con facilidad, dolores en la partes que soportan el peso del cuerpo, sofocación, problemas cardiacos y diabetes, entre otras.

En este programa encontraras alternativas reales que te ayudaran a mejorar y cambiar tus hábitos alimenticios. Sólo tú, puedes desafiar tu apetito y ayudarlo a sanar de esta enfermedad.

¿Cómo comenzar?

Para comenzar, lo primero que tienes que hacer es escoger el día. Es recomendable que se comience el segundo día de la semana, o sea lunes. ¿Por qué el lunes? Si tomamos como ejemplo ese día, la gente lo llama el día del arrepentimiento total o día de la recuperación y otras personas lo llaman el día de las promesas, ya que se promete no hacer más lo que hicieron el domingo y se proponen comenzar la dieta el lunes.

Ya con esto en mente, necesitamos la hora de comenzar y aquí es importante seleccionar y mantener esa hora fija, no se debe cambiar. Tienes tres (3) horas alternas para escoger: a las 6:00a.m., 7:00 a.m. u 8:00a.m. Ya que las comidas serán cada cinco (5) horas, debes seleccionar la que más se ajuste a tu rutina de trabajo diario. Es recomendable que comiences a la 7:00a.m., pero si decides escoger tu propio horario no debes cambiarlo, ya que tu cuerpo se acostumbrará a ese horario.

Cuando vayas a comenzar debes hacer algo muy importante, y es tomarte el peso y anotarlo en una libreta. Así lo harás mes por mes para poder llevar un "record" y saber cuántas libras pierdes, hasta que tu cuerpo llegue a su peso normal. Este es el propósito del programa "Pierda Peso Comiendo". Además redundará en grandes bendiciones para ti y tu familia.

¿Qué harás al comenzar?

Los primeros tres(3) días vas a comenzar con frutas:
Las razones por las cuales las vas a utilizar son las siguientes:

1. Desintoxicar el organismo
2. Normalizar de esta forma las glándulas que permiten saborear los alimentos (llamadas comúnmente las glándulas gustativas), ya que por el uso y abuso a las que han sido sometidas están atrofiadas.
3. Para que cuando comiences el cuarto día, ya nuestro organismo esté listo para un cambio de alimentación y para que se acostumbre al programa.

El agua

*2/3 partes del cuerpo humano se componen de agua

*es un nutriente esencial

*Ayuda a transportar los nutrientes a las células y retirar los desechos de ellas.

*Es necesaria en la digestión, la absorción, la circulación, la excreción y la utilización de vitaminas solubles en agua.

*Es necesaria para mantener la temperatura apropiada del cuerpo humano.

* Su consumo diario aumenta con la edad de las personas.

* El órgano que principalmente trabaja con el agua es el riñón.

*Si no hay suficiente liquido para remover toxinas del cuerpo, el riñón no funciona bien como filtro y se puede enfermar.

*Las bebidas con cafeína y alcohol causan excreción de más agua que la que se toma. Según envejecemos, la piel y las membranas mucosas se afinan y necesitan más agua.

*Existen varias condiciones de salud del cuerpo que por sus síntomas están relacionadas con las deficiencias de agua: estreñimiento, flú, infección del tracto urinario.

***Todos estos síntomas y condiciones tienen un elemento en común: EL AGUA.

** La forma correcta de consumir el agua es primeramente a temperatura ambiente. Tomas 8-10 onzas de agua antes del desayuno. Luego, 2 horas después de cada comida. Nunca tomar el agua con las comidas. La cantidad adecuada es una onza por cada libra de peso del individuo restándole 40. Si pesas 120 lbs. debes tomar 80 onzas de agua distribuida durante todo el día (tomas agua en 10 ocasiones). De esta forma evitarás muchas enfermedades.

Las personas que trabajan en oficinas o que llevan una vida sedentaria, no requieren la misma cantidad de agua de las que llevan una vida activa, como por ejemplo los que trabajan al sol y los deportistas. Las personas que tienen problemas con sus riñones deben consultar con su médico para ver cuánta agua debe tomar.

Cómo tomar agua correctamente

** Debes pesarte, restarle 40 y dividir ese peso entre 10 (Diez son la veces que vas a tomar agua durante el día)**

6:45am	Tomar 16 onz. de agua con una vitamina C de 1,000mg y una cucharada de Clorofila o Barley Green (mezclamos todo en un vaso o en la botella de agua)
7:00am	El desayuno (lo más sano posible). Ejemplos:

1) Pan integral, granola o avena con leche de soya.
2) Revoltillo de tofú con pimientos verdes picaditos, pan integral y cuatro almendras.

9:00-10:00am	Tomar agua a las 9:00. 9:30 y 10:00 dependiendo del peso de la persona. Es una onza de agua por cada libra de peso de la persona.
11:45am	Tomar agua nuevamente.

12:00md.	El almuerzo (hay que comer bien). Arroz y habichuelas, verduras (las de arriba o las de abajo- no debe ligarlas-sino el estómago tendría que variar en los jugos gástrico y estos a la larga nos puede afectar)
2:00-3:00pm	Tomar agua a las 2:00, 2:30 y 3:00 dependiendo del peso de la persona.
4:45pm	Tomar agua nuevamente
5:00pm	La cena debe ser liviana, pero nutritiva. Por ejemplo; pastas, sopas, cereales, etc. . .
7:00-7:30pm	Tomar el resto del agua que nos falte para completar la cantidad de agua que nuestro cuerpo requiere.

¿Qué contienen los alimentos que comemos?

Todos los alimentos nos proporcionan energía, expresadas en términos de calorías. Las necesidades energéticas cambian de un individuo a otro según su estatura, edad, sexo, estructura osea e intensidad de las actividades físicas desarrolladas, ya sea, en deportes o en trabajo manual.

Si almacenamos más energía de la necesaria, nuestra masa corporal aumenta. Por otro lado, si la cantidad ingerida es menor de la que el cuerpo necesita, se usa la grasa almacenada y se pierde peso.

Los alimentos contienen glúcidos (azúcar), proteínas, lípidos (grasas), vitaminas, minerales, fibras dietéticas y agua. A continuación te daré una definición de cada una de ellas.

Glúcidos

También se denominan azucares o carbohidratos. Representan la principal fuente de energía para el cuerpo humano. Se encuentra principalmente en frutas y jugos de frutas, verduras, leche y yogurt, así como en el pan, cereales, arroz y pastas; además en las papas y legumbres (granos). El azúcar blanca y morena, la miel, melaza, jarabes, mermeladas dulces y caramelos son también otra fuente importante para la obtención de glúcidos. Sin embargo, este segundo grupo carece casi totalmente de vitaminas, minerales o fibras dietéticas, por lo que su valor alimenticio es muy bajo.

Proteínas

Ayudan a construir, reparar y renovar el tejido corporal. Forman anticuerpos en la sangre, elementos que nos permiten combatir las infecciones. Las principales fuentes de proteínas son las carnes, aves, pescados y huevos. También se encuentran en las nueces.

Lípidos

El término "grasas" no es mucho más conocido que el de lípidos. A pesar de su alto contenido calórico, los lípidos nos ayudan a absorber sustancias indispensables para la salud, como son las vitaminas A, D, E y K. El consumo de lípidos nos produce la sensación de haber comido bien (saciedad) y ayuda a mantener la temperatura corporal.

El colesterol es uno de los componentes de los lípidos que nuestro cuerpo necesita para funcionar apropiadamente. Entre otras cosas, el colesterol desempeña una parte muy importante en la elaboración de la vitamina D y de ciertas hormonas. También nos sirve como estructura para la formación de membranas celulares. Sin embargo, un elevado nivel de colesterol en la sangre ocasiona a la larga endurecimiento de las arterias cardiovasculares y enfermedades.

Ofrecemos unas cuantas recomendaciones destinadas a ayudarte a disminuir el peligro de desarrollar enfermedades cardiovasculares:

1. Alcanza tu peso ideal y mantente en él.
2. Deja de fumar.
3. Haz ejercicios regularmente.

4. Aumenta el consumo de fibras dietéticas, en especial las que se encuentran en las legumbres, frutas, cebada y avena.

5. Disminuye el consumo total de grasas. Estas se encuentran en los aceites, grasas vegetales, carnes, así como en la mantequilla y margarina. Cuídate de las grasas ocultas: salsas, ciertos quesos, salchichón, pasteles, galletas, tortas y nueces rancias.

Aceites Esenciales

Vitamina F

La Vitamina F está compuesta de acidos grasos esenciales. La mejor fuente es el Aceite de Germen de Trigo crudo y exprimido sin químicos. Otras fuentes son la avena, ajo, zanahoria, semilla de girasol, vegetales verdes, hoja de remolacha y almendras. Nunca se use el aceite de semilla de algodón ya que perjudica el nervio óptico.

Funciones de la Vitamina F

- Reduce el colesterol sanguíneo
- Evita enfermedades cardiacas
- Permite el funcionamiento correcto de las glándulas adrenales
- Mejora la piel
- Promueve membranas mucosas saludables
- Es necesaria para el buen funcionamiento metabólico
- Habilita la absorción de calcio y fósforo
- Protege de radiación

Síntomas por falta de Vitamina F

- Alteraciones de la piel
- Acné
- Erupciones
- Eczema
- Sequedad dérmica
- Alteraciones renales
- Problemas de la próstata
- Problemas menstruales
- Otros

Vitaminas y minerales

Las vitaminas y minerales son indispensables para la salud. Los alimentos deben contenerlos en cantidad suficiente, ya que nuestro cuerpo no los produce. En realidad los alimentos contienen vitaminas y minerales en cantidades variables. He aquí para que sirven y cómo se conocen algunos:

Vitamina A

1. Ayuda a la visión nocturna
2. Conserva la salud de la piel y de las mucosas.
3. Ayuda al desarrollo normal de huesos y dientes.

Vitamina B (Tiamina, Rivoflavina y Niacina)

1. Ayuda a que el cuerpo utilice la energía almacenada en los alimentos.
2. Estimula el apetito y favorece el desarrollo normal.
3. Ayuda a que el sistema nervioso trabaje adecuadamente.

Vitamina B6

Esta vitamina es bien importante para evitar anemia, edemas, depresión mental, Parkinson, llagas en la boca, halitosis, eczema, nerviosismo, cálculos renales, insomnio, caries dentales, inflamación del colon, problemas de la piel, migraña envejecimiento prematuro. Debe combinarse con la vitamina B12 y magnesio.

Fuentes de B6: bananas maduras, frijol de soya, harina integral de trigo, maní, aguacate, otras fuentes de origen animal.

Vitamina C

1. Ayuda a la curación de lesiones y mantiene las encías sanas.
2. Conserva un buen estado de las paredes de los vasos sanguíneos.

Vitamina D

1. Ayuda al aprovechamiento del calcio y del fósforo para la formación y mantenimiento de huesos y dientes sanos.

Calcio

1. Ayuda a la formación y mantenimiento de huesos y dientes sanos.
2. Ayuda a la coagulación normal de la sangre y al funcionamiento adecuando del sistema nervioso.

Hierro

1. Ayuda a formar los glóbulos rojos, necesarios para transportar oxigeno en nuestro cuerpo.

Vitamina T

Esta vitamina se necesita para dar fuerzas a las plaquetas de la sangre, también es usada para las condiciones de anemia, hemofilia y la memoria. La mejor fuente es el ajonjolí crudo.

Vitamina U

Es la mejor para combatir ulceras del estomago y pépticas y especialmente las del duodeno. La mejor fuente es el jugo de repollo crudo.

Vitamina B12

Se necesita para la producción de células rojas y previene la anemia. Algunas fuentes de esta vitamina son los vegetales y la levadura de cerveza fortificada. Hay otras fuentes de origen animal.

Vitamina B3

Se necesita para fortalecer el canal gastrointestinal, la circulación, el sistema nervioso, la piel, aumenta el flujo sanguíneo, las extremidades, para manos y pies fríos es excelente. En grandes cantidades trata la esquizofrenia. Algunas fuentes son la lavadura de cerveza, afrecho de trigo integral, gérmen de trigo integral, semillas de girasol (verde oscuro), más otras fuentes de origen animal.

Vitamina B5

Se necesita para estimular el metabolismo, promueve el crecimiento en los niños, previene las canas y cambios dérmicos, para quemaduras de la piel es excelente, también sirve para quemaduras del sol, eczema y lupus, aumenta la cortisona y otras producciones hormonales de la glándula adrenal, es anti-estrés, ayuda a resistir infecciones, retrasa el envejecimiento prematuro de la piel y los órganos y ayuda a recuperar a la persona de cualquier condición. Algunas fuentes son la levadura de cerveza, afrecho de trigo integral, gérmen de trigo integral, granos integrales, melaza, vegetales de color oscuro, frijoles, chícharos y maní.

Biotina

Se necesita para el crecimiento del cabello y previenen la caída del mismo. Algunas fuentes son la levadura de cerveza, frijoles de soya y el arroz integral.

Vitamina B17

Se necesita para combatir el cáncer y otras condiciones relacionadas con esta enfermedad. Algunas fuentes son las ciruelas, las frambuesas, arrándano agrio, zarzamora, garbanzos, millo y semillas de linaza.

Azufre

Esto se necesita para la salud del cabello, la piel, las uñas y para oxigenar el cuerpo. Algunas fuentes son los vegetales y los frijoles.

Nota: Estas vitaminas no se pueden tomar por tiempo prolongado y siempre deben ser acompañadas por la Vitamina C de 1,000mg. Si tiene alguna condición que requiera el uso de una de las del complejo B, tómese por 12 días corridos después del desayuno y luego 1 semanal por 3 meses, luego pare el uso de ellas por un par de meses. Si persiste la condicione haga el mismo procedimiento o consulte a un profesional de la salud.

Pierda peso comiendo

¿Qué vas a comer el primer día? Aquí tienes una lista de frutas que vas a utilizar durante el desayuno: uvas, naranjas (de todas clases), toronjas, jugo de limón agrio, acerolas, tamarindo, fresas, parcha mangó, etc. Todas deben ser agria, ya que estas son altas en vitamina C muy importantes en las primeras horas de la mañana, y como laxantes son fantásticas. Come todas las que puedas, o de todas un poco, pero en abundancia. Al comer frutas variadas lo que se procura lograr es normalizar las papilas gustativas.

No debes beber agua mientras comes, ni después de comer frutas, ni ninguna clase de líquidos que no sean los antes mencionados. El agua la vas a beber (2) horas después de ingerir las comidas, en este caso las frutas. Debes aprender que el agua no se toma en las comidas, siempre será dos horas después de comer. Recuerda que la digestión comienza en la boca con nuestras glándulas salivares, debes masticar bien la comida. Generalmente, se recomienda que cada bocado de comida sea masticado de 30 a 40 veces. Si empezamos a las 7:00 a.m. , el agua la vas a beber de 9:00a.m. a 10:00a.m., toda el agua que puedas, preferiblemente agua sin cloro. Es importante que después del desayuno de las 7:00a.m. no ingieras nada, absolutamente nada, ni un dulce o goma de mascar, pues esto detiene el sistema digestivo. No olvides que debes acostumbrarte al programa si quiere obtener los resultados que deseas.

Su próxima comida, si comenzó a las 7:00a.m. va a ser a las 12:00p.m. Esta va a ser su segunda comida del día, como recordaras has tomado agua de 9:00 a 10:00a.m. Aunque se recomienda que se beba agua dos horas antes y después de las comidas, también es recomendable que media (1/2) hora antes de la comida se tome un vaso de agua. La segunda comida en esta hora consiste de frutas dulces, tales como el melón, guineos (bananas) maduros plátanos maduros, manzanas, peras maduras (no verdes), lechosas o papayas, caimitos, mamey, etc. Puedes comer de todas o la cantidad que puedes comer en abundancia. No bebas agua con la comida, ni después de la comida, la vas a beber de 2:00 a 3:00p.m. y no vas a comer nada, absolutamente nada, hasta la próxima comida.

La tercera comida será a las 5:00 p.m y vas a utilizar las mismas frutas dulces del mediodía, pero esta vez en menos cantidad. Además, vas a comer almendras (para obtener las proteínas del día), y semilla de calabaza, para limpiar el intestino de parásitos y al hombre le ayudará si tiene problemas de la próstata. Las almendras se consiguen en los centros de alimentos naturales, no pueden ser azucaradas, tienen que ser en su forma natural. Ya concluida nuestra última comida del día, volveremos a beber agua a las 8:00 p.m. y cerraremos por ese día. No se te ocurra comer nada después de esa hora, recuerda tu vas a vencer y estarás en camino a lograrlo. No permitas que tu cuerpo domine tu mente como hasta ahora los has hecho. Te vas a sentir débil, de mal humor, irritable, cansado, nervioso y ansioso. Esto es natural, porque tu cuerpo está en protesta total, ya que quiere el dominio que tenía, pero tu mente tiene que decirle que no. Comerás cuando tu mente lo diga, si lo logras, él se acostumbrará y comenzarás unos nuevos hábitos de comer.

Este programa tiene como finalidad que comas bien y a su hora. Se espera como resultado mejor salud, mejor figura, mente más clara y menos enfermedades. Para que puedas acelerar un poco la limpieza del organismo, utiliza dos (2) dientes de ajo machacados y en un vaso de agua de ocho(8) onzas los dejas reposar por ocho (8) horas, lo cuelas y te tomas el agua. Esto te ayudará a controlar tu presión arterial, ya que vas a ir quemando la grasa que está tanto en la sangre como en las paredes de las venas, evitando de esta forma ataques de corazón, derrames cerebrales y mala circulación. Además, mata los parásitos en el intestino y combate las infecciones. Úsalo 1 ó 2 veces en la semana por un tiempo razonable, preferiblemente temprano en la mañana o cuando vayas a dormir.

Algunas recomendaciones para que logres con éxito este programa son: no tome café en ninguna de sus formas; usa el de garbanzos que se prepara de la misma manera y es más saludable. No utilices la carne de cerdo, camarones, langosta, chágara, ni jueyes ya que son altos en toxinas. Aunque no recomiendo el uso de la carne, si la usas debes utilizar las siguientes: res, pollo, guinea, pavo, palomas, cabros, venado y búfalo. De las de agua te recomiendo: el chillo, lobina, chopa, arrayado, mero, picúa y todo lo que tenga aletas y escamas, que son más bajos en toxinas. Yo personalmente no recomiendo comer carnes, debido a lo contaminado de las aguas, y los alimentos con que son alimentados los animales terrestres. Pero si lo deseas hacer, ya tienes un listado bastante grande para que comas sabiamente.

El segundo día vas a seguir el mismo patrón del primer día. Frutas agrias en la mañana y frutas dulces al mediodía y en la tarde. Tal vez te sientas más débil que el día anterior, pero ya estas a mitad del camino, prosigue con tu plan, vas a vencer, no flaquees. Recuerda que de los cobardes no se ha escrito nada, tú serás valiente.

Piensa que en el cuarto día te darás un festín, tú puedes hacerlo. Si fallas la primera semana sigue intentándolo. Sé que se te hará difícil, pero sigue hacia adelante. Yo sé que tú lo lograras, dale la sorpresa a tus amigos y ellos te imitarán. Te harán preguntas y tú les dirás: "haz lo que yo hice, me suscribí al programa PIERDA PESO COMIENDO, haz tú lo mismo". Ya que no le puedes dar el programa, recomiéndaselo, pues es su pasaporte para una mejor salud. Muchas veces lo que se da no siempre se aprecia, pues lo que tu compras lo cuidas muchos más que lo que te regalan, casi siempre es así, aunque no todos piensan de esa manera.

El tercer día será tal vez el más duro, pues sentirás deseos de comer algo salado, como arroz y habichuelas y vendrán muchos pensamientos sobre comidas a tu mente. El cuerpo tratará de obligarte a que te rindas, a que desistas y que rompas a comer, pero tú no debes hacerle caso, no debes ceder, ya que has caminado un gran trecho y estas a punto de lograr lo que muchos no han podido. Este día vas a comer nuevamente las frutas agrias en la mañana y las frutas dulces al mediodía y en la tarde. Recuerda que no vas a comer nada entre las comidas, solo agua a las horas establecidas por el programa. No hagas caso de lo que tu olfato perciba, vigila tus manos para que no tomen sin querer un pedazo de pan, papitas fritas, muslitos de pollo o alguna otra comida, ya que cuando estamos mal acostumbrados a comer, hacemos muchas cosas inconscientemente como si fuéramos maquinas. Concluiremos este tercer día solo con Frutas y el cuarto día será un día que recordaras con gran cariño, ya que ese día todo tu ser estará listo para comer bien.

Bueno, ya estamos en el cuarto día. ¿Qué vas a comer? Primero debes recordar que tu cuerpo está libre de muchas toxinas, segundo tu estomago esta desconectado y tercero tienes hambre. Recuerda que vas a comenzar durante este cuarto día a la misa hora que comenzaste el primer día del programa. Ahora vas a desayunas como un rey, almorzar como un príncipe y vas a cenar como un mendigo. Explico, el desayuno será tu comida más fuerte (antes era la más liviana). La palabra desayuno está compuesta por dos palabras que significan- después del ayuno. El cuerpo está en ayuno ocho horas después de la última comida, no has comido nada durante ese tiempo, así que tu primera comida es y debe ser la más fuerte. Tu cuerpo necesita toda la energía para trabajar durante el día. Así vas consumiendo y quemando calorías durante el día y no puede almacenarse. Este almacenaje era lo que más te hacía engordar, ahora tu cuerpo se nutre bien y no almacena.

¿Que vas a desayunar el cuarto día? Aquí tienes una lista de lo que debes comer (de esta variedad come lo que tu creas, pero en abundancia): arroz con habichuelas, papas majadas o asadas, avena, cereales integrales, pan integral con mantequilla de maní, "pancakes", pastelillos de carne, jamón de pavo con pan o papas, harina de maíz, etc. Si vas a tomar algún liquido deberá ser un 1/2 vaso de jugo de china, limón, toronja, papaya o café de garbanzo. Recuerda no tomes agua con las comidas. Come en abundancia y después de las dos horas tomas agua.

El almuerzo será cinco horas después del desayuno, como de costumbre. En el mismo puedes comer: arroz con habichuelas, viandas de arriba o de abajo. Toda vianda se clasifica como de arriba (sobre la tierra) o de abajo (raíces, debajo de la tierra) . Se cocinan separadas y consumirás las de abajo un día y las de arriba otro día. Debido a que las de abajo contienen grandes cantidades de almidón y azucares, no se deben mezclar con las de arriba que contienen mucho hierro. El combinarlas afecta nuestro organismo. Ni se cocinan juntas, ni se comen juntas. También puedes comer, aunque no lo recomiendo ,carne de pollo, de res o cualquier carne que no sea cerdo, conejo, langosta, etc., Puedes comer sopas de vegetales hechas en casa en abundancia (nada de sopas ni espaguetis enlatados). Esta es tu segunda comida del día, no tomes agua, puedes tomar 1/2 vaso de jugo de papaya o de melón. No utilices la leche de animal, usa la de soya o de tofú, pues son muy nutritivas y más saludables. Las puedes conseguir en los centros de comidas vegetarianas. Si decides no utilizar carnes (que sería lo mejor) come de 5 a 6 almendras, o tofú, que son altos en proteínas y sustituyen muy bien la carne animal.

Ya terminado el almuerzo, volverás a tomar el agua dos horas después, o sea, de 2:00 a 3:00 pm. El agua acelerara el proceso de la digestión, ayudara a limpiar el intestino y si padecesde estreñimiento comenzara a funcionar mejor tu sistema a tal punto que ya no sufrirás de esa enfermedad.

La cena y última comida del día será pasada cinco horas después del almuerzo. Recuerda, no comerás nada entre comidas, solo el agua a las horas señaladas. Esta última comida será mas liviana y consistirá de lo siguiente: avena, "pancakes", guineos (bananas) maduros, plátanos amarillos al horno sin mantequilla, café de garbanzos (tiene menos grasa y alimenta más que el café), cereal de maíz integral, cereales naturales, pan integral, etc. De todas estas alternativas escoges la que más te guste y comerás solamente uno de ellos y muy poco. No debes comer en exceso, ya que tu estomago debe descansar.

Si tú sigues fiel y puntualmente estas reglas y no te sales de ellas, lograras en poco tiempo lo que por años has tratado y soñado, una mejor salud y tu vida será diferente. Este programa esta diseñado para darte una nueva figura, sin pastillas, sin batidas, ni otras píldoras. Aquí dependemos únicamente de ti. Solo lo lograras si crees en ti mismo y si confías en el programa.

Recuerda Jesús te ama y desea ayudarte. En 3 Juan 1:2 dice "Amado, yo deseo que tu tengas salud, así como tu alma esta en prosperidad". Si Jesús lo desea es porque El sabe cómo funciona tu cuerpo, ya que Él fue quien lo diseñó, la Biblia así lo declara. Solo confía en El y todo saldrá bien. El programa <u>PIERDA PESO COMIENDO</u> funciona, pues es el plan de Dios que tu comas bien y te alimentes en la forma correcta, para que puedas conservar un cuerpo sano y una mente sana.

También recuerda que debes caminar de 20 a 30 minutos todos los días, por lo menos 3 días a la semana y para la cintura de 5 a 10 minutos de abdominales, para fortalecer esos músculos. No te salgas del programa y veras los resultados el primer mes. Mes tras mes seguirás perdiendo peso hasta llegar a tu peso ideal. Después, continua con el programa, pues no perderás mas peso. Tu cuerpo se va normalizando y ni aumentas, ni bajas, llegas a tu estado (peso) normal, ya que te estás alimentando en forma correcta y natural.

Dios te ayude a que puedas vencer.

Fibras dietéticas

Las fibras dietéticas son componentes vegetales que el cuerpo no digiere. Al comerlas, producen una sensación de saciedad y ayudan a evitar o a corregir el estreñimiento. Las fibras contenidas en alimentos como las legumbres, cebada y frutas, son bien conocidas porque ayudan a disminuir los niveles de colesterol. Existen muchas otras fuentes de fibras, incluyendo las verduras, panes y cereales sin refinar.

Como desintoxicar el cuerpo

Este programa te provee agua suficiente, jugos que tienen vitaminas y minerales y fibras para limpiar el intestino. Muy pocos escritores hablan en sus libros o revistas de como limpiar el organismo o el cuerpo. Hay varias formas, por varias razones hoy quiero mostrarte la más adecuada.

Ahora, la pregunta importante aquí es:¿Cuánto tiempo se requiere para desintoxicar el cuerpo? La respuesta es simple y se contesta con otras preguntas; ¿Cuantos años llevas padeciendo de un sinnúmero de enfermedades y achaques? ¿Cuánto tiempo quieres disfrutar de buena salud y tener calidad de vida? Si ya contestaste las preguntas podemos continuar.

Si eres vegetariano(a) y no consumes huevos ni productos lácteos ni harinas refinadas, pues entonces tres días serian lo adecuado. Si por lo contrario consumes carne u otros derivados de animal, pues entonces necesitas seis días. Debes tener en mente que desintoxicar el organismo no es fácil, se requiere fuerza de voluntad, dedicación y esfuerzo.

Los adictos al cigarrillo, las drogas, alcohol o al café, no logran romper con los hábitos o vicios porque no tienen fuerza de voluntad. El cuerpo ejerce dominio sobre la mente, por tal razón encontramos a tanta gente con sobrepeso o enferma porque cada dia van cavando su tumba con los dientes ya que es el cuerpo quien los domina. ¿Has escuchado la fase que dice: "tú eres lo que comes"?

Al desintoxicar nuestro cuerpo le damos la oportunidad a la mente de volver a tomar el control del cuerpo y ejercer fuerza de voluntad y entonces tendremos una mejor salud, que es lo que realmente todos deseamos. Queremos vivir más y saludables. Con esto en mente podemos comenzar este proceso de cómo desintoxicar el cuerpo.

Primero debes seleccionar el día para empezar, las frutas que vas a utilizar, la ropa de ejercicio que usaras y debes pesarte (para calcular la cantidad de agua que vas a tomar, pues es una onza por libra de peso corporal menos 40). Tomas el total de libras y lo divides entre 10 que es la cantidad de veces que vas a tomar agua. Por ejemplo si pesas 160 libras vas a tomar 12 onzas de agua cada vez que te toque tomarla. Donde te peses el primer día te pesaras el tercer día a las 7:00PM.

A. El día sugerido en el programa es el viernes.
B. Las frutas deben estar listas para esos días.
C. La ropa para ejercitarse debe ser de algodón, no de plástico. Debes sudar para que los poros se limpien.
D. El agua debe tomarse a temperatura ambiente y debe ser dos horas antes de comer y dos horas después de comer. En la mañana, a las 6:40, debes tomar un vaso de agua mezclada con una cucharada de clorofila y una capsula de vitamina C de 1,000 mg.
E. El primer día ya debes comenzar a las 7:00 AM.
F. Para el primer día debes tener a la mano lo siguiente: **almendras, semillas de girasol y semillas de calabaza**. De las almendras te comerás de 4 a 5 (no mas),de las semillas de girasol y calabaza te comerás lo que puedas coger en la mano. Estas semillas las vas a comer después de la cena. La razón de esto es que estas semillas tienen proteínas y tendrás mas

fuerza, ya que la proteína es parte del combustible, por así llamarlo, que mueve nuestro cuerpo.

Aquí te brindo una lista de frutas que comerás en las mañanas.

1. **Chinas (naranjas)** de 6 a 8 chinas (naranjas) con todo y gabazo y lo blanco de la china (naranja). El gabazo y lo blanco funcionan como una escoba dentro del intestino.. Masticar una o dos pepas de china (naranja), ya que lo amargo de las pepas mata los parásitos en el estomago y en el intestino.
2. **Uvas** - que sean con pepas , ya que el antioxidante más poderoso se encuentra en la semilla de la uva.
3. **Piña** - que sea mediana. Comerla toda. Su jugo es muy importante para nuestro organismo.
4. **Fresas** - comer una libra. Son diuréticas y limpian el intestino.

En las mañanas solo podrás comer de una de ellas, no de todas (no ligarlas).
Tomar agua a las 9:00, 9:30 y 10:00
Aquí te brindo una lista de las frutas dulces que comerás a las 12:00 y a las 5:00:

1. **Melón** - una libra
2. **Papaya** - una papaya mediana
3. **Manzana** - 4 manzanas (no se recomiendan si padeces de estreñimiento)
4. **Peras maduras** - 4 a 5 peras
5. **Guineos (bananas) maduros** - 6 a 8 guineos (bananas)

Por las tardes solo podrás comer una de ellas, no de todas (no ligarlas).

Tomar agua a las 2:00, 2:30 y 3:00

Para la cena vas a utilizar frutas dulces nuevamente sin ligarlas.

Tomar agua a las 7:00PM, 7:30PM y 8:00PM

¿Qué vas a hacer el cuarto día? Vas a comer lo aquí sugerido para que mantengas tu cuerpo limpio y el mismo se vaya sanando poco a poco. No debes comer carnes, leche ni cualquier otro alimento que provenga de animal. Ejemplo de estos productos son: queso, mantequilla, helado, pan blanco, bizcochos, huevos, refrescos, maltas, ningún licor, café, chocolate, pues estos productos tienden a llenar de toxinas nuestros órganos internos y a su vez tienden a reducir su función. Esto repercute en enfermedades que muchas veces causan grandes desordenes en el sistema inmunológico, que a su vez causan la muerte, si no hay control en el modo de alimentarse adecuadamente. Las tres semillas (almendras, girasol y calabaza) ahora las vas a comer por las mañanas.

Al comenzar el cuarto día, tomar por 30 días, después del desayuno y antes de dormir una cucharada de aceite de coco extra virgen prensado en frio. Esto elimina del cuerpo la alta presión, mala circulación, mareos, depresión, estreñimiento, artritis, cáncer, colesterol, reflujo y acelera el bajar de peso. Lo puede repetir dos meses después. Es realmente maravilloso.

Alimentos sugeridos para el desayuno

- ✓ Granola con leche de soya
- ✓ Café de garbanzo con leche de soya
- ✓ Pan integral con mantequilla de maní
- ✓ Waffles de avena
- ✓ Avena con leche de soya
- ✓ Harina de maíz cocida

✓ Revoltillo de tofu con pan integral
✓ Frutas, jugos naturales
✓ Alimentos que sean sanos y nutritivos

Alimentos sugeridos para el almuerzo:

✓ Viandas (de arriba o de abajo - no ligarlas)
✓ Arroz habichuela y ensalada
✓ Pastas
✓ Sopas
✓ Sandwiches con carne vegetariana y ensaladas

Alimentos sugeridos para la cena:

** La cena debe ser la comida más liviana del día. Así el estomago descansara y dormirá mejor.

✓ Sopas
✓ Pastas
✓ Cereales con leche de soya
✓ Sandwiches
✓ Avena

Hay que tener en mente que si quiero que mi cuerpo y mi mente estén limpios yo debo proveer el material para que esto sea una realidad, no valdría la pena después del programa volver a la antigua rutina.

Estreñimiento

Los siguientes problemas son causados por el estreñimiento:

1. Halitosis - mal aliento
2. Mal olor corporal

3. Depresión
4. Apendicitis
5. Fatiga o asma
6. Gas
7. Jaquecas
8. Hernias
9. Venas varicosas
10. Obesidad
11. Insomnio
12. Lengua capada (capa blanca sobre la lengua)
13. Migraña
14. Problemas de las tiroides
15. Meningitis
16. Otros

Las siguientes son formas de combatir el estreñimiento:

1. Incluya fibra cada día en su dieta.
2. Beba agua (una onza por libra de peso corporal diario)
3. Tomar agua caliente 20 minutos antes del desayuno (esto ayuda en los movimientos peristálticos del intestino).
4. Camine un poco, respire profundo.
5. Evite las carnes y el azúcar, son causantes de estreñimiento.
6. Evite los productos lácteos, gaseosas, harinas blancas, exceso de sal, café y el chocolate, pues también son causantes de estreñimiento.
7. Coma ciruelas, uvas, chinas (naranjas), guineos (bananas) maduros, arroz y habichuelas (con algo verde).
8. Por la noche antes de dormir tómese una cucharadita de aceite de oliva (una o dos veces por semana) y dese masajes.

9. La chía es muy superior a la avena y muy útil para combatir el estreñimiento. Se deposita una cucharada de la semilla chía en un vaso de 8 onzas de agua y se deja reposar por 30minutos, luego se toma. Los resultados son excelentes. Se puede echar a los cereales y a la comida por cucharadas.

10. La pita aya o la pera o la uva calentada al sol e ingerida caliente es un buen laxante. Debemos recordar que las frutas se comen siempre con el estómago vacío. (ver pág. 75)

La Cura del Limón

El limón cura sobre 100 enfermedades.

Para poder realizar la cura del limón debes hacer la siguiente prueba: en la mañana antes de desayunar debes exprimir un limón o 1/2 limón en una cuchara y tomarlo. Debes esperar 30 segundos y si vomitas o te mareas, o ambas cosas, eso significa que eres alérgico al limón y no debes utilizarlo. Recuerda debes esperar 30 segundos para que el sistema tolere o rechace. Si no hay problemas, entonces puedes comenzar la cura del limón al siguiente día.

¿Cómo se realiza la cura del limón?

La cura del limón se hace en 30 días. Los primeros días (del 1 al 15) tú añades un limón por día. Ejemplo:

> ➤ El primer día un vaso de agua (8onzas) y un limón.
> ➤ El segundo día son 2 vasos de agua de 8 onzas y dos limones. Mañana y tarde
> ➤ El tercer día son 3 limones y 3 vasos de agua. Mañana, medio día y en la noche.

➢ El cuarto día son 4 limones y 3 vasos de agua. 2 limones en un vaso de agua en la mañana, 1 al medio día y otro en la noche.

➢ El quinto día son 5 limones y 3 vasos de agua, 2 limones en un vaso de agua en la mañana, 2 al medio día y otro en la noche.

➢ El sexto día son 6 limones y 3 vasos de aguas, 3 limones en un vaso de agua en la mañana, 2 al medio día y otro en la noche.

➢ El séptimo día son 7 limones y 3 vasos de agua, 4 en la mañana 2 al medio día y otro en la noche.

De esta forma sigues hasta el dia15, siempre tomando en cuenta que le vas añadir mas limón al primer vaso de agua y menos cantidad en la noche. Cuando llegues al día 16 le vas a empezar a quitar 1 limón todos los días hasta llegar al día 30. Ese día debes terminar con 1 limón, y ya para esa fecha tendrás un cuerpo más sano y saludable.

Otros usos del limón

1. Como desodorante- se exprime un limón en un vaso y luego se aplica con una servilleta debajo de las axilas(antes de afeitarse, utilizar dos veces por semana).
2. Para la resequedad de los codos, aplicar el jugo puro; esperar de 5 a 10 minutos para lavar el área.
3. Para el mal olor de los pies, aplicar el jugo, esperar de 5 a 10 minutos y luego lavar el área.

Hay muchos escritos sobre el limón y sus usos. Si usted tiene úlcera del estomago o alguna otra condición con su estómago, debe consultar a su médico antes de realizar un programa con el limón.

La cura del ajo

El ajo nivela la presión, si la tienes baja te la sube, si la tienes alta te la baja. Limpia las arterias, mata los parásitos y cura las infecciónes internas y mucho mas.

¿Cómo realizar la cura del ajo?

Lo vas a realizar por 7 días. En un vaso de 16oz. vas a machacar 2 dientes de ajo y lo vas a dejar reposar por 8 horas. Luego lo cuelas y te tomas el agua.

¿Cómo funciona?

Vas a preparar un vaso con ajo, ya machacado, y lo vas a preparar en la noche, lo debes dejar fuera de la nevera, a temperatura ambiente, cuando te levantes lo vas a tomas 20 ó 30 minutos antes de desayunar. Ahí mismo preparas otro y lo tomaras 10 minutos antes de acostarte, pero antes de dormir preparas el otro para el siguiente día.

Son 7 días en los cuales tomarás 14 vasos de agua con ajo; debes colar el agua y debes de cambiar ciertas costumbres al comer.

Sugerencias:

- No debes comer huevos fritos ni cocidos
- Tampoco debes de tomar café.
- Tratar de evitar la mantequilla.
- No debes comer nada frito.
- Eliminar la carne cerdo, camarones y papitas fritas.
- Debes consumir más frutas y vegetales, verduras, cereales integrales, pan integral, arroz, habichuelas, pasas, garbanzos, etc.
- Debes ingerir pastas tales como fideos integrales, coditos, lasaña, etc.

Si cuidas tu forma de comer estarás alargando tu vida y la calidad de vida será mejor.

Busca a Dios y vuelve a <u>Génesis 1:11-13 y 29</u>, ya que ahí se describe claramente el régimen alimenticio dejado por Dios para el hombre.

"Y dijo Dios: He aquí que os he dado toda planta que da semilla, que está sobre toda la tierra, y todo árbol en que hay fruto y que da semilla; os serán para comer."

Cómo limpiar el Hígado y el Sistema Biliar

Hay varias formas de limpiar el hígado y el sistema biliar. Aquí presentamos algunos de ellas:

1. Tomar 3 cucharadas grandes de aceite de oliva con el jugo de limón antes de acostarse y en la mañana antes de desayunar. Si no tiene limón, puedes usar el jugo de toronja.
2. Bebiendo sólo el jugo de manzana por tres días consecutivos. En el tercer día el jugo es seguido por una taza de aceite de oliva y una de jugo de limón o toronja.
3. Debes tomar el jugo puro de manzana, (preferiblemente con maquina extractor de jugo) por cinco días. Añadir jugo de pera o remolacha ocasionalmente.
4. Desayune y almuerce normalmente. Prepare lo siguiente:

MEZCLA EPSON

3 tazas de agua
4 cucharadas Epson Salt
Mezclar y guardar en envase de cristal

2:00 pm	La última comida del día
6:00 pm	tomar 3/4 taza Mezcla Epson
8:00 pm	tomar 3/4 taza Mezcla Epson
9:45pm	Preparar la siguiente mezcla 3/4 taza de jugo de toronja (de 2 toronjas exprimidas) el jugo de un limón 1/2 taza de acetite de oliva
10:00pm	Se toma la mezcla Que se preparó a las 9:45 pm Se acuesta boca arriba "flat" por media hora, luego se puede acomodar.
6:00 am	tomar 3/4 taza Mezcla Epson
8:00 am	tomar 3/4 taza Mezcla Epson
10:00 am	Un desayuno liviano

Cómo utilizar el carbón

El Carbón se ha utilizado por décadas para el tratamiento de diversas enfermedades.

1. Para las nauseas y vómitos: tomar una o dos pastillas de carbón con un vaso de agua y a los 5 ó 10 minutos se habrá normalizado el problema.

2. Para las diarreas: tomar cuatro pastillas con agua cada seis horas por dos días y el problema se desaparecerá. Si persiste debes consultar con un medico.

3. Para las llagas que no curan, tumores que no sanan, heridas que no cierran, debes lavar la parte afectada con agua, (lo más caliente que se pueda soportar). Secar la parte afectada sin estrujarla o rasparla. Luego le aplicarás carbón seco sobre la parte afectada, llenando toda la herida, luego la taparás con una gasa (cubrirla bien) y la dejarás así por 24 horas. Después volverás a lavar la herida y hacer el mismo tratamiento . Ya al tercer día debe estar seco o bastante seco.

4. Para el dolor de garganta: Se utiliza 1/2 cucharadita de carbón seco y dos dientes de ajo machacados.

- Procedimiento: Pones el ajo machacado en 2 onzas de agua por un rato, luego lo cuelas y te lo tomas. Esto matará a los gérmenes que provocan la infección. Luego tomas la 1/2 cucharadita de carbón seco. Con este remedio, al par de horas ya no tendrás más dolor de garganta.

Conozca la diferencia de algunas frutas y vegetales

**ARRIBA	**ABAJO
Panapén	Papa
Pana (pepa)	Yuca
Calabaza	Yautía
Guineo (banana)	Batata
Plátano	Apio
Chayote	Malanga
Otros	Ñame (camote del monte)
	Otros

Hojas	Semillas
Lechuga	Maíz
Repollo	Tomate
Brócoli	Pimiento
Coliflor	Pepinillo
Espinaca	Berenjena
Espárragos	Aguacate
Noni	Habichuelas

Chaya	Habichuelas tiernas
Otros	Germinados
	Otros

**Es mejor comerlos por separados para una mejor digestión.

**La zanahoria, cebolla y ajo son neutrales, se puede combinar con cualquier otro alimento.

Por qué no se debe tomar leche de animal

La leche de animal no es un alimento apto para el ser humano. La leche de animal es para los animales, la leche de la madre humana es para sus hijitos. Dios lo hizo todo perfecto.

¿Por qué no se debe consumir leche de animal?

Hoy en día la leche tiene un alto contenido de antibióticos, por tal razón no da resultado el antibiótico recetado por el médico ya que es inferior a la que está en la leche de animal.

Por otro lado somos los únicos mamíferos que utilizan la leche después de grande. Si la utilizas para el calcio debes saber que lo encuentras en otros alimentos como lo es el brócoli, ajonjolí, espinaca, repollo, o el jugo de pana (breadfruit) madura,entre otros, y tendrás el calcio que tu cuerpo necesita. Además la leche puede causar sobrepeso, espuelones, sinusitis, reflujo, crea mucosidad y otras enfermedades.

Arboles y plantas medicinales

- ACHIOTE- Las hojas frescas se aplican en fricción sobre el cuero cabelludo contra la caspa y para estimular el crecimiento del cabello. El cocimiento de las semillas tiene propiedades astringentes contra la diarrea, sirve para bajar la fiebre y expeler la orina; es expectorante y beneficia al enfermo de bronquitis; algunos le atribuyen prioridades afrodisiacas.

- BERENJENA- Es útil para fortalecer el cuerpo debilitado. Se recomienda para bajar el colesterol. Con sus semillas se prepara un reconstituyente cerebral que se vende con el nombre de "FITINA". El jugo se usa en el tratamiento de las enfermedades de los riñones. En infusión es útil para combatir el alcoholismo. Preparado en comidas sirve para combatir el insomnio. Su jugo se emplea para aumentar la secreción de orina.

- CAYENA- (ají picante, chile picante, mole) Es considerado como el más útil de los estimulantes orgánicos por su principio activo denominado casicina. Regula el flujo sanguíneo, fortalece el corazón, las arterias, los capilares y los nervios. Beneficioso para los sistemas circulatorio y digestivo. Combate la dispepsia flatulenta y los cólicos. Se emplea también contra la debilidad, la gripe o resfríos, En infusión es un agente contra la neuralgia, neuritis, calambres, Parkinson, baile de San Vito. En aplicación externa para artritis y para aumentar la circulación en ciertas partes del cuerpo.

- CHAYOTE- La infusión de las hojas se emplea para bajar la presión arterial y como expectorante. El cocimiento del rizoma constituye un buen diurético. (4 onzas 3-4 veces al día) El tronco produce un ñame parecido a la papa que es comestible.

- FRESA- El consumo de fresas para la anemia y desnutrición. Es alta en hierro y calcio. Es útil en casos de artritis, gota, reumatismo, cálculo y arenillas. Sus hojas en infusión son astringente y beneficiosa en caso de diarrea; también es diurético y antiséptico. Sirve para las infecciones urinarias y de la piel (manchas, pecas y resequedad). El fruto fresco machacado se aplica en la noche para eliminar las manchas en la cara.

- GRANADO- (granada, granadillo) Las semillas, la corteza y la raíz sirven para el tratamiento de los parásitos intestinales, la tenia o lombriz solitaria. La corteza y el fruto sirven para las irritaciones de la piel y la garganta y en duchas vaginales para combatir las irritaciones vaginales y del cuello de la matriz.

- JENGIBRE- Se utiliza la raíz como estimulante de la circulación y calambres musculares. Se usa para promover la transpiración en caso de fiebre. Promueve la secreción gástrica, por lo que se utiliza en caso de digestión difícil o lenta, flatulencia y cólicos. Las gárgaras alivian los dolores de garganta. Alivia los calambres durante la menstruación. Es buen remedio para la artritis. Es útil en resfríos, gripe y otras enfermedades infecciosas. Disminuye el colesterol, baja la presión y previene la formación de coágulos que pueden producir ataques de corazón o de apoplejía.

• PEPINO- Es un diurético eficaz (eliminador de toxinas). La ensalada de pepinos con limón, ajo picado y perejil, ingerida por la noche, tiene la virtud de limpiar el estomago, los intestinos, el higado, los riñones y la garganta; también disuelve el acido úrico y las grasas superfluas. La lechosa de la cascara es un remedio para quitar las manchas, pecas y exceso de grasa de la piel y para las ulceraciones de las personas encamadas.

• ROMERO- El romero tiene acción antiespasmódica, antidepresiva, antiséptica, combate parásitos, previene la formación de gases en el tubo digestivo, es estimulante, enrojece la piel y mejora la circulación. La infusión limpia el estomago de mucosidades, estimula el apetito y mejora la digestión; también depura la sangre y fortalece el sistema nervioso y el corazón.

• AJONJOLÍ- Ya sea en bebidas o comidas, estas semillas son muy nutritivas y refrescantes. Ayudan a la producción de leche materna. El té de las hojas alivia las diarreas crónicas. El aceite es un excelente tónico tomado en ayunas. Su horchata es buena para las fiebres.

• ALFALFA- Algunas de las enzimas de alfalfa inhiben el crecimiento del cáncer. Es altamente nutritiva por su alto contenido de minerales. Es excelente digestivo por contener los ocho aminoácidos de las proteínas.

Es rica en vitamina, incluyendo vitamina U, para ulceras pépticas. Sirve para alergias, apetito, colon, mal aliento, riñones, ulceras, útero, glándula pituitaria, anemia y como purificador sanguíneo.

- AVENA- La avena es rica en fósforo y ejerce gran influencia en la formación de cerebros y nervios sanos en los niños y ayuda a personas que ejercen trabajos mentales excesivos. Ayuda a anémicos, cálculos renales, convalecientes, catarros, fortificante, hemorroides, nefritis. Calma los nervios e induce al sueño. Es fuente de fibras y reduce los niveles de colesterol. Ayuda a la parálisis al ser rica en el complejo de vitamina B, cuya carencia predispone a la paralasis de los nervios periféricos y a inflamaciones. Como laxante la sémola bien cocida y comida acaba con el estreñimiento. Mezclado con sal se hacen unas bolsitas tibias sobre el vientre para cólicos. El té para el cansancio por el exceso de trabajo, diabetes, fiebre, impotencia, incontinencia en los niños. El té de avena combinado con semilla de apio y salix negra (blackwillow) para irritación de la próstata. Sopas de avena para estómagos indispuestos. Puré de harína de avena aumenta la cantidad de leche en las madres lactante. Usos externos: abscesos, llagas gangrenadas y lumbago. Baños o lavativas con agua de avena para dolores menstruales y tiña. Es excelente para la piel en cataplasmas.

Algunos vegetales y sus beneficios

- AJO- ayuda al corazón, baja el colesterol, regula la presión, mantiene la sangre fina, evita trombosis, es antibiótico, quita diarreas, ayuda la piel, elimina hongos, (aun de la levadura), sana la colitis, infecciones urinarias, bronquios, limpia la sangre, elimina parásitos

- BERRO - enfisema, regenera la piel, eczemas, acné, caída de cabello, problemas del pecho, tonificantes, limpia la sangre, alto en hierro, cáncer, anemia, tumores, cálculos biliares, riñones

- BROCOLI - vitamina A, C y E, para el cáncer, la piel, estreñimiento, artritis, agotamiento físico, limpia sangre, ulceras

- CEBOLLAS - infecciones y dolor de oídos, diuréticos, menstruación dolorosa, limpia la cara, antibiótica, vermífuga, aumenta secreciones digestivas, alcaliniza la sangre, trombosis, cabello, higado, agudiza el cerebro

- CELERY - (apio americano) en jugo para la vesícula biliar, cáncer, diabetes

- LECHUGA - sedante, diabetes, nervios

- PAPAS- ulceras estomacales, heridas, empeines, quemaduras, cruda en jugo para reflujo

- PIMIENTOS - estimula producción de jugos gástricos, diabetes, dolor (cataplasma), agudiza el cerebro, bajar de peso

- PEPINILLO - alto en hierro, piel, cara

- PEREJIL- vitaminas A, C y E, celulitis, edemas, menstruación irregular, picaduras, corazón , tonificador, mal aliento, mal olor corporal

- RABANOS - vitaminas A y C, vesícula biliar, bazo, producción de glóbulos rojos, antibiótico, higado graso, alcoholismo, pulmones

- REMOLACHA - sangre, cáncer, tonifica, artritis

- REPOLLO - ulceras estomacales, piel, senos, diabetes, tumores

- TOMATE - próstata, acido úrico, circulación, vesícula

- ZANAHORIA - vista, cáncer, artritis, higado, limpia la sangre

Algunas frutas y sus beneficios

• CHINAS (naranjas) - vitaminas A, C, E, bioflavonoides, potasio, limpia la sangre, digestión, circulación, amigdalitis, cálculos renales, heridas de la piel.

• GUINEOS (banana) - alto en ácido fólico, ulceras, nutritivo, problemas estomacales, colesterol, para evitar calambres.

• FRESAS - diurético, alcoholismo, cálculos biliares, higado, limpia la sangre, buenas para la piel.

• CANTALOUPE - vitaminas A y C, anti-inflamatorio, higado, bazo.

• MANZANAS - vitamina C, digestión, colitis, corazón, circulación, diarreas, dientes, antiviral, colesterol, sistema inmune, eliminar mercurio y plomo del sistema.

• MANGO - vitamina A, C y E, tonifica, piel, estreñimiento, metabolismo, alto en hierro y potasio.

- MELOCOTON - vitaminas A, B y C, ulceras cancerosas, vejiga, riñones, herpes, sistema nervioso, arenilla en los riñones, la semilla es muy efectiva contra el cáncer.

- PAPAYA - vitaminas A y C, digestión, calcio y hierro, cáncer, una cucharada de semillas elimina los parasitos.

- PERAS - vitaminas A, B, C, D y E, ayuda a limpiar las arterias, inflamación urinaria, limpieza del cuerpo.

- PIÑAS - vitaminas A, B y C, mal funcionamiento de los ovarios, menopausia, ictericia, llagas en la boca, problemas de memoria, catarros, higado, caries, anti inflamatoria, mordidas de animales, picadas de insectos (cataplasma).

- TAMARINDO - laxante, tonificante, digestión, problemas biliares, parásitos, descongestiona el higado.

- UVAS - debilidad corporal, estado anémico, riñón, intestino, sangre, sistema circulatorio, palidez, la semilla es un poderoso anti oxidante.

Las frutas

La fruta es el alimento perfecto, requiere una mínima cantidad de energía para ser digerida y le da lo máximo a su cuerpo de retorno. Es el único alimento que hace trabajar a su cerebro. La fruta es principalmente fructuosa (que puede ser transformada con facilidad en glucosa). En la mayoría de las veces es 90- 95 % agua. Eso significa que está limpiando y alimentando al mismo tiempo.

El único problema con las frutas, es que la mayoría de las personas no saben comerlas, para permitir que su cuerpo asimile efectivamente sus nutrientes.

Se deben comer las frutas siempre con el estómago vacío. ¿Por qué? La razón es que las frutas en principio, no son digeridas en el estomago, son digeridas en el intestino delgado.

Las frutas pasan rápidamente por el estomago, de ahí pasan al intestino, donde liberan sus azucares. Mas si hubiere carne, papas, o almidones en el estomago, las frutas quedan presas y ellas comienzan a fermentar.

Si usted comió una fruta de postre, luego de una cena, y pasó el resto de la noche con pesadez en el estomago y un desagradable sabor en la boca, es porque usted no comió de la manera adecuada. Se debe comer las frutas, siempre, con el estomagovacio.

Usted no debe tomar jugo envasado en lata o en recipientes de vidrio. ¿ Porqué no? La mayoría de las veces el jugo es calentado en el proceso y su estructura original se vuelve acida.

¿Desea hacer la más valiosa compra que pudiera? Compre un extractor. Usted podrá ingerir el jugo extraído con el extractor como si fuese fruta con el estomagovacio. El jugo será digerido tan deprisa, que usted podrá comer un refrigerio quince o veinte minutos después.

El Dr. William Castillo, jefe de la famosa clínica cardiológica Farmington de Massachusetts, declaro, que la fruta es el mejor alimento que podemos comer para protegernos contra las enfermedades del corazón. Dice que las frutas contienen bioflavonoides, que evitan que la sangre se espese y obstruya las arterias. También fortalecen los vasos capilares. Los vasos capilares débiles, casi siempre provocan sangrados internos y ataques cardiacos.

Ahora, una cosa final que me gustaría que siempre mantuviese en su mente sobre las frutas: ¿Cómo se debe comenzar el día?¿Que se debe comer en el desayuno? ¿Usted piensa que es una buena idea salir de la cama y llenar su sistema con una tremenda cantidad de alimentos (principalmente el café y pan blanco con mantequilla) que le llevara el día entero digerir? Claro que no. . .

Lo que usted quiere es alguna cosa que sea de fácil digestión , frutas que el cuerpo puede absorber de inmediato y que ayuda a limpiarlo.

Al levantarse, durante el día, o cuando sea confortablemente posible, coma solo frutas frescas y jugos hechos en el momento. Mantenga este esquema hasta por lo menos el mediodía, diariamente. Cuanto más tiempo queden solo las frutas en su cuerpo, mayor oportunidad de ayudar a limpiarlo.

Si usted empieza a cambiar los 'hábitos' con los que acostumbra a llenar su cuerpo al iniciar el día, sentirá un nuevo torrente de vitalidad y energía tan intensa que no lo podrá creer. Inténtelo durante los próximos diez días y véalo por sí mismo. Los chinos y los japoneses beben té caliente(de preferencia té verde) durante las comidas. Nunca agua helada o bebidas heladas. Deberíamos adoptar este hábito. Los líquidos helados durante o después de las comidas, solidifican los componentes oleosos de los alimentos, retardando la digestión. Reaccionan con los ácidos digestivos y serán absorbidos por el intestino mas rápidos que los alimentos sólidos, demarcando el intestino y endureciendo las grasas, que permanecerán por más tiempo en el intestino. Dele valor a un té caliente, o hasta agua caliente después de una comida. Facilita la digestión y ablanda las grasas para ser expedidas más rápidamente, lo que también ayudara a adelgazar.

La miel

1. Anti-inflamatoria, anti-infecciosa, posee propiedades bactericidas.

2. Vitamina B, Vitamina C

3. Regenera células de la piel, sana heridas

4. Supresor de tos

5. Antioxidante

6. Facilita la asimilación y digestión de los alimentos

7. Buena contra la fatiga, depresión física y síquica

8. Buena contra afecciones respiratorias (tos, bronquitis, sinusitis)

9. Recomendada contra las dolencias hepáticas

10. Mezclada con jugo de limón, buena contra la cistitis

11. Laxante, protege la flora intestinal.

12. Da energía al corazón, mejora la composición de la sangre, disminuye las arritmias y tonifica los vasos sanguíneos.

13. En ayunas, contra el reumatismo y la gota.

14. Excelente para el rostro y la piel, brinda lozanía.

15. Estimula la formación de glóbulos rojos debido al ácido fólico.

16. Fortalece huesos y músculos por sus componentess de calcio y fosforo.

17. No debe guardarse en el refrigerador.

18. Para curar pequeñas quemaduras y raspaduras.

19. Una cucharada antes de dormir propicia sueños placenteros.

20. Posee fructuosa, glucosa, dextrina, sacarosa, agua, aminoácidos, ácidos orgánicos, sales, minerales, potasio, sodios, calcio, magnesio, hierro, fósforo, azufre, cloro.

21. Es recalcificante para huesos y dientes.

22. Estimula el apetito y proporciona energía al organismo.

23. Contiene pequeñas cantidades de cobre, yodo y zinc.

24. Ayuda a funcionar mejor los riñones e intestinos.

25. Posee un bajo nivel calórico.

26. Sus moléculas de azúcar hacen que el cerebro funcione mejor.

27. Ayuda en la producción de sangre, ayuda a depurarla.

28. Tiene efectos positivos en la regulación y facilitación de la circulación de la sangre.

29. Es antihemorrágica, emoliente, antitóxica y febrífuga.

30. Estimula la formación de anticuerpos debido al acido ascórbico, magnesio, cobre y zinc.

31. Ayuda a prevenir infecciones resistentes a los antibióticos.

Energía para una vida activa (La Papa)

La papa es una excelente fuente de potasio. El potasio es un mineral clave necesario en la contracción de los músculos. También es importante en el desempeño de deportes y en vidas activas.

Los carbohidratos complejos en las papas proveen la energía que requiere el cuerpo para el desempeño de las muchas tareas que realiza una persona con una vida activa. La papa es rica en vitamina C, y ayuda a mantener las encías en buenas condición para una sonrisa linda y saludable. Es el mejor remedio para eliminar los metales pesados. Se utiliza de la siguiente forma: se coloca una papa pequeña mondada en la licuadora con 10 a 12 onzas de agua. Se muele bien y se toma sin colar, preferiblemente de noche. En caso de quimio se toma este jugo 3-4 veces por semana, en otros casos de 3-4 veces al mes y para mantenimiento 3-4 veces al año.

Para la carnosidad en los ojos, se corta una papa por la mitad, se le hace un hoyito y se le echan 4-6 granitos de azúcar y se tapa. Al día siguiente se unta ese liquido con un gotero en el ojo afectado durante el día. Y el procedimiento se repites durante el tiempo que sea necesario. (Es un proceso lento, pero efectivo.)

La Clorofila

La clorofila aporta energía vital proveniente de la fotosíntesis, desintoxica y oxigena nuestras células de forma muy efectiva, con la ventaja de ser un alimento 100% natural y extremadamente saludable.

1. Es una fuente fácilmente digerible de vitaminas y minerales que apoya la circulación sanguínea, intestinos, riñones e higado, al ayudar a equilibrar nuestro metabolismo.
2. Es un suplemento alimenticio que tiene una gran actividad desodorizante. Es de gran utilidad para combatir los problemas de mal aliento y ayuda a eliminar los olores provocados por la transpiración.
3. Posee acción antioxidante.
4. Nutre y fortalece los sistemas circulatorios e intestinales.
5. Disminuye de forma significativa el colesterol y triglicéridos.
6. Posee potencial anti carcinogénico y antimutagénico y puede ayudar a proteger contra algunas toxinas.
7. Puede mejorar los efectos secundarios de algunos fármacos.

8. Es efectiva en la reducción de olor urinario y fecal y en algunos casos ayuda a aliviar el estreñimiento.

9. Puede ser beneficioso en el tratamiento de piedras de oxalato calcio.

La utilización de este suplemento puede alterar el color de la orina y de las heces.

La clorofila se puede encontrar como suplemento nutricional tanto en comprimidos, como en liquido.

La clorofila no se recomienda a personas sensibles o alérgicas a algún componente de la clorofila. Tampoco a mujeres durante la menstruación o a personas con cirugías recientes o con algún tipo de sangrado.

Cómo se toma: ver pág. 28.

La Arcilla/ El Barro

La arcilla o el barro ha sido utilizado por cientos de años en países como España, China y la India, por sus propiedades curativas y estéticas. El barro limpio lo consigue en tiendas de productos naturales. Para extraerlo de la tierra hay que cavar 2 pies de profundidad.

Uso Interno:

1. Diluir una cucharadita en medio vaso de agua, colarlo y tomarlo antes de acostarse, dos a tres veces por semana.
2. Se han observado curaciones en los siguientes casos: gastritis, colitis, hiperacidez, hipoacidez, ulceras de estómago o duodeno, dispepsia, vómitos, diarreas, estreñimiento crónico, afecciones cutáneas, envenenamiento, parásitos intestinales, trastornos del metabolismo y crohns.
3. Para eliminar bacterias y toxinas
4. Para reducir los pólipos intestinales
5. Suministra vitaminas

Uso Externo

1. Como mascarillas para limpieza del cutis (ver pág. 105).
2. Como cataplasmas para tumores o úlceras.
3. Como mascarilla para el acné
4. Como cataplasmas para la inflamación de los ovarios, los senos, rodillas, hombros, tobillos y en cualquier otra parte del cuerpo.

Cómo mantener los huesos sanos

Los huesos que con mayor probabilidad se dañan son la mandíbula, los dientes, la espina dorsal, la cadera, las piernas y las coyunturas. El cuerpo requiere calcio para muchas cosas, pero la mayor cantidad de calcio la utilizan los huesos. En la sangre tiene que existir el calcio a toda hora. Cuando por alguna razón no hay suficiente en la sangre esta lo absorbe de los huesos y ahí empiezan los problemas de los huesos.

He aquí algunas formas de mantener nuestros huesos sanos:

- Debe haber un balance entre el calcio y el fósforo. Demasiado fósforo es perjudicial. Algunas fuentes de fósforo son: los granos integrales, el maíz, semillas. Nueces, legumbres, frutas disecadas, productos lácteos, huevos, carne, pescado, colas, gaseosas.
- Debe tomar jugo de limón sin azúcar. Esto ayuda a tener un ambiente acido alcalino en el estomago. Tomarlo en la mañana de 4 a 5 veces al mes.
- Debe consumir hojas verdes, jugo de zanahorias, brócoli, col, repollo, espinaca y ajonjolí para obtener calcio.

- Debe tomar vitamina C. Esto ayuda a mantener los huesos sanos y se conoce a la Vitamina C como el cemento celular importante para los huesos, dientes, encías, y para mantener el sistema inmune en buen estado.
- Debe ingerir Vitamina A. Esto ayuda al crecimiento rápido de los huesos y para una digestión apropiada. Algunas fuentes son: la zanahoria, la calabaza y la papaya.
- Debe ingerir Vitamina k. Es necesaria para atraer el calcio a los huesos. Algunas fuentes son: alfalfa, verduras y la clorofila.
- Debes ingerir potasio. Esto es necesario para la formación de las células, lo puedes conseguir en guineos (banana) maduros. La Vitamina D se utiliza para absorción de calcio. Una fuente de Vitamina D son los rayos de sol. Puedes tomar baños de sol por 15 a 20 minutos diarios. Las mejores horas son a las 7 de la mañana, las 9 de la mañana y las 5 de la tarde.
- Debe consumir pina para obtener bromelaína.

Debe hacer por lo menos 30 minutos de ejercicio de 3 a 4 veces por semana para fortalecer los huesos y así ellos producirán el calcio.

Nueva información
acerca del cáncer

1. Toda persona tiene células cancerígenas en el cuerpo. Estas células no se ven en los chequeos regulares hasta que se han multiplicado a unos pocos billones. Cuando los doctores le dicen a los pacientes de cáncer que no hay mas células cancerígenas después del tratamiento, solo significa que los chequeos no las detectan porque ellas no han llegado a un tamaño detectable.

2. Las células de cáncer ocurren 6 de 10 veces en la vida de las personas.

3. Cuando el sistema inmunológico de una persona es fuerte, las células cancerígenas serán destruidas y se prevendrá la multiplicación y formación de tumores.

4. Cuando una persona tiene cáncer, esto indica que esa persona tiene muchas deficiencias de nutrición. Esto puede ocurrir por diferentes motivos como genéticas, medio ambiente, alimentos y por estilo de vida.

5. Para resolver esas muchas deficiencias de nutrición, el cambiar de dieta e incluir suplementos es imprescindible para reforzar el sistema inmunológico.

6. La quimioterapia en realidad envenena las células sanas de la medula espinal como así también del intestino y eso produce daño en los órganos como el hígado, riñones, corazón y pulmones.

7. La radiación cuando destruye las células cancerígenas también quema y daña a las células sanas y los organos, así como también los tejidos.

8. El tratamiento inicial de quimioterapia radiación muchas veces reduce el tamaño de los tumores. Pero un prolongado uso de la quimioterapia y la radiación no tiene como resultado la destrucción total de tumores.

9. Cuando el cuerpo tiene muchas toxinas debido a la quimioterapia y la radiación, el sistema inmunológico está comprometido o destruido, por eso las personas pueden sufrir varios tipos de infecciones y complicaciones.

10. La quimioterapia y la radiación pueden causar la mutación de las células cancerígenas, que se resistan y se haga difícil su destrucción total. La cirugía puede también provocar la invasión de las células a otros órganos. Una manera efectiva de combatir el cáncer es no darle de comer a las células cancerígenas con aquellos alimentos que necesita para multiplicarse.

11. **UNA LISTA DE LO QUE ALIMENTA A LAS CELULAS DE CANCER:**

AZUCAR - es un alimento del cáncer. No consumiendo azúcar se corta uno de los más importantes elementos de las células cancerígenas. Existen sustitutos del azúcar como sacarina, pero esos están hechos con Aspartame y es muy nocivo. Un mejor sustituto del azúcar es la miel de Manuka o la melaza, pero en pequeñas cantidades.

SAL - tiene un químico que se le agrega para que se vea blanca. Una mejor alternativa para la sal es la sal de mar o sales vegetales.

LECHE - causa al cuerpo la producción de mucus, especialmente en el conducto intestinal. Las células cancerígenas se alimentan de mucus. Eliminando la leche y sustituyendo por leche de soya (sincaragena), almendra o papa, las células de cáncer no tienen que comer por consiguiente se mueren.

ACIDO - las células de cáncer maduran en el medio ambiente acido. Una dieta basada en carnes rojas es acida. La carne además tiene antibióticos, hormonas y parásitos. Es muy nociva especialmente para personas con cáncer. El agua destilada es acida.

CAFEINA - el café, el té y el chocolate tienen muncha cafeína. El té verde es mejor alternativa y tiene propiedades que combaten al cáncer.

PROTEINA - la proteína de la carne es muy difícil de digerir por que tiene muchas enzimas. La carne que no se digiere queda en los intestinos, se putrifica y lleva a la creación de más toxinas.

12. Una dieta de 80 % de vegetales frescos y jugos, granos, semillas, nueces, almendras y solo un poco

de frutas ponen al cuerpo en un ambiente alcalino. Solo un 20% se debe consumir en comidas cocidas incluyen, te y los "BabyFoods". Jugo de vegetales frescos proporcionan al cuerpo coenzimas que son fáciles de absorber y llegan a las células después de 15 minutos de haber sido consumidos para nutrir y ayudar a formar células sanas. Para obtener enzimas vivas que ayuden a construir células sanas se debe tratar de tomar jugos de vegetales, casi todos, incluyendo alfalfa. Comer muchos vegetales frescos 2 a 3 veces al día.

13. Algunos suplementos ayudan a reconstruir el sistema inmunológico (Floressence, Clorofila, antioxidantes, vitaminas y minerales) y ayudan a las células a luchar y destruir las células cancerígenas. Otros suplementos como la vitamina E son muy conocidos porque causan apoptosis, el método normal del cuerpo de eliminar las células innecesarias o defectuosas. La clorofila es importante para obtener un ambiente acido alcalino y eliminar los radicales libres, la cándida y el hongo.

14. Cáncer es una enfermedad de la mente, el cuerpo y el espíritu. Una más activa y positiva actitud ayudara a combatir al enfermo de cáncer a convertirse en un sobreviviente. El coraje, la incomprensión, el no perdonar ponen al cuerpo en una situación de estrés y en un medio ambiente acido. Aprender a tener un espíritu amable y amoroso con una actitud positiva es muy beneficioso para la salud. Aprender a relajarse y disfrutar de la vida.

15. Las células de cáncer no pueden vivir en un ambiente oxigenado. Ejercicio diario y la respiración profunda

ayuda a recibir más oxigeno hasta niveles celulares. No usar contenedores plásticos, ni papel plástico en el microondas. No poner botellas plásticas de agua en el congelador. La dioxina es un químico que liberan los plásticos cuando se calienta o congelan y causan cáncer especialmente en el seno.

16. Hay muchas compañías y científicos de todo el mundo que están de acuerdo con médicos y oncólogos que hablan del mismo tema. En mi humilde opinión , la prevención, un buen estilo de vida, comida sana y la confianza en Dios y Su palabra, es lo mejor para estar sano.

Tratamiento contra el cáncer

1. No se debe comer carne, ninguna, de origen animal. Estas aumentan las toxinas en el cuerpo.

2. No se debe comer carne integral que contenga "gluten" ya que acelera el crecimiento de células cancerosas

3. No se debe consumir azúcar, ni miel, ni melasa.

4. No se debe consumir productos lácteos incluyendo soya que contenga "caragena".

5. No se debe consumir productos enlatados. (ver págs. 19)

6. No se debe consumir alimentos de los "fastfoods"(comida chatarra).

7. No se debe utilizar el "microondas".

8. No se debe utilizar el celular por tiempos prolongados.

9. No se debe encender el televisor de frente.

10. No se debe viajar en avión si eres paciente de cáncer.

11. Evitar el estrés, pues causa liberación de toxinas.

12. No congelar el agua en envases de plástico. Esto libera dioxina que es carcinógeno.

Cosas que debes
de hacer o comer

1. Tomar agua correctamente, pues esto ayuda a eliminar toxinas.

2. Tomar vitamina C de 1,000 mg. con 4 cdas. de Clorofila en 16 onz. de agua, 20 minutos antes del desayuno y antes del almuerzo. Por tres meses.

3. Licuar 3-4 pulgadas de sábila y tomarla cuatro veces a la semana por tres meses. (alternar dos días con cascara y dos días sin cascara para el sistema inmunológico)

4. Debes comer ensaladas (hojas o semillas) diariamente con zanahoria.

5. Debes comer variado, pero nutritivo, cinco horas entre una comida y otra.

6. Si estas en "quimio" debes tomar una papa licuada 3 días antes y 3 días después del tratamiento. Si no lo estas, tomarla una vez al mes.

7. Debes dormir por lo menos 8 horas diarias para permitir que el cuerpo se regenere

8. Debes hacer ejercicio de respiración, para llevar oxigeno a la sangre.

9. Debes tomara baños de sol tres veces por semana (7:00-9:00 AM).

10. Debes hacer de 40 minutos a una hora de ejercicios diarios, cuatro veces a la semana.

11. Debes tener plena confianza en Dios.

12. La hoja de guanábana se está utilizando con éxito en el tratamiento contra el cáncer. Se utiliza la hoja nueva masticada cruda o el jugo de varias hojas molidas en la licuadora con 6 -8 onzas de agua. Se puede tomar 3-4 veces por semana. La fruta madura regenera las células.

13. El noni (tanto las hojas como la fruta), se utiliza contra enfermedades tales como pulmonares, digestivas, nerviosas, tuberculosis, diabetes, artritis, sistema inmunológico y el cáncer. La hoja nueva se come cruda en ensaladas, limpia el intestino, da fuerzas, combate el mal aliento y destruye las células cancerosas. Es una planta de un aporte increíble en cuanto a restaurar la salud.

14. Comer un puño de semillas de calabaza, 4 semillas de manzana y 5 semillas de melocotón, puesto que el contenido de cianuro en pequeñas cantidades que contienen estas semillas son beneficioso para pacientes de cáncer.

15. Utilizar el limón como desodorante para permitir que el cuerpo libere las toxinas a través de las axilas. (ver pág. 56)

Que son fitoquímicos

Literalmente los fitoquímicos son químicos de las plantas. Fito-en griego significa planta. Su función fundamental es proveer colores protectores, olor y sabor a las plantas donde se encuentran. Los investigadores han demostrado que una vez ingeridos afectan el proceso químico del cuerpo humano. Son miles los que hay. Están en las frutas, vegetales, granos integrales, oleaginosos y las habichuelas. Ayudan a prevenir el cancer como también problemas con el sistema cardiovascular.

Resultado de las investigaciones:

1. Estimulan el sistema inmune, las defensas del cuerpo contra el virus, bacteria y otros agentes que causan enfermedades graves.
2. Barreras para cancerígenos potenciales (sustancias que causan cáncer) que se forman en el cuerpo de lo que comemos, bebemos y el ambiente.
3. Reduce la inflamación que provee un ambiente favorable para el crecimiento del cáncer.
4. No permite daño al ADN y ayuda en la reparación de la misma.

5. Reduce la oxigenación, el daño a las células que ocurre con el envejecimiento y los que han siso expuestos a la contaminación.

6. Demora el grado de crecimiento de las células cancerosas.

7. Muerte de repente (un proceso conocido como apoptosis) de células dañadas que podrían ser precursoras de cáncer.

8. Ayuda en la regulación de hormonas, como el estrógeno y la insulina (hormonas químicas y las de animales están relacionadas con el aumento de cáncer de las mamas y colon rectal)

Muchos vegetales y frutas son especialmente ricos en fitoquímicos.Tienen colores vivos como el brócoli, zanahoria, tomates bayas (fresas y berries) o tienen sabores fuertes como el pimiento y la cebolla.

Una dieta que enfatice los vegetales, frutas, frutas oleaginosas, granos integrales y habichuelas, es la dieta más saludable para reducir el riesgo de cáncer u otras enfermedades peligrosas.

Problemas de las uñas
y nuestra salud

Las uñas son en parte el espejo de cómo anda nuestra salud. Aquí le brindamos condiciones de las uñas y que dice esto en cuanto a nuestra salud.

1. Mal crecimiento de uñas -falta de zinc.

2. Uñas secas y frágiles-falta de proteínas, Vitamina A, calcio y hierro.

3. Uñas frágiles y con cresta horizontal o verticales-falta de Vitamina B.

4. Ausencia de media luna-falta de proteínas.

5. Uñas delgadas, planas o cóncavas-falta de hierro.

6. Camas de uñas pálidas-falta de hierro(anemia)

7. Puntas de uñas excesivamente secas, muy redondeadas, encorvadas y oscura-falta de Vitamina B-12.

8. Uñas quebradizas-falta de acido clorhídrico y aminoácidos.

9. Uña del dedo del corazón creciendo hacia adentro-problemas del corazón.

10. Puntitos "regalitos" como le llama la gente"-falta de proteínas.

11. Uñas blancas-enfermedad del hígado y exceso de cobre

12. Uñas azuladas-condición crónica pulmonar, no hay oxigeno suficiente.

13. Hongos en las uñas-falta de lactobacillus en el colon.

14. Uña del dedo gordo del pie con color oscuro y deforme-problema con la vesícula.

Si tienes una alimentación balanceada, tomas agua correctamente, haces ejercicios adecuados y duermes bien todos estos problemas desaparecerán en pocos días.

Diabetes

Algunos síntomas de las diabetes Tipo 1 son los siguientes: hambre excesiva, resequedad bucal y en ocasiones vómitos. Por lo general este tipo de diabetes es dependiente de insulina. Es el tercer principal asesino en los Estados Unidos. Es causado por un defecto en la producción de insulina por el páncreas. sin la insulina el cuerpo no puede utilizar la glucosa, que es un azúcar sanguíneo importante. Un nivel elevado por sobre 180 mg. hace que el exceso de azúcar invada la orina y la haga algo endulzada.

¿Qué causa la Diabetes Tipo 1? He aquí algunos de los causantes de esta diabetes: estrés, obesidad, embarazo, anticonceptivos orales, una dieta rica en azúcar, harina blanca, parásitos,etc.

<u>Cómo combatir la diabetes:</u>

1. Haga ejercicios, camine de 30 a 40 minutos dos a tres veces por semana.
2. No coma a la carrera tragando la comida, coma despacio. Mastique la comida bien, sobre 15 a 20 veces cada bocado.
3. Coma alimentos crudos, como ensaladas y frutas
4. Coma cada 5 horas (no entre comidas)

5. Coma cebolla, esta reduce el azúcar en la sangre.
6. No coma combinaciones de azúcar y leche.
7. No tome café, chocolate, nada que tenga azúcar refinada.
8. Coma ajo crudo diariamente con el almuerzo y la cena, esta baja los niveles de azúcar.
9. Tome infusiones de la hoja de pana, esta baja los niveles de azúcar. Preparación: Hierva un galón de agua, añada 4 a 5 hojas bien verdes de pana (panapén) picadas en pedacitos, apáguelo y tápelo. Tómese un vaso al acostarse. *Recuerde siempre verificar sus niveles de azúcar ya que este método baja bastante el azúcar. Las hojas de uvas hacen el mismo efecto (5 hojas).
10. Utilice la clorofila liquida todos los días y su páncreas se lo agradecerá. Tome una cucharada en un vaso de agua en la mañana, 20 minutos antes del desayuno.
11. Una prueba sencilla para ver si tenemos azúcar en la sangre es depositar un poco de orina al lado de un hormiguero. Si las hormigas se aglomeran alrededor de la orina, eso es señal de que hay exceso de azúcar en la sangre. Esto es si tiene los síntomas antes mencionados.

Hipoglicemia
(Bajo nivel de azúcar)

La insuficiencia de progesterona retarda el metabolismo del azúcar y produce la hipoglicemia. Los adrenales están agotados por el estrés, cantidades grandes de azucares, café, chocolate, carnes, nicotina, alcohol, gaseosas, grasa, sorbitol, aspartame, glicol, hexanol, sal y la pérdida de potasio. No utilice productos lácteos. Coma alimentos sanos, granos integrales, vegetales crudos y cocinados, frutas, aumentar el uso de fibra, frijoles, lentejas, arroz integral, papas blancas, melones, bananas (guineos), manzanas, almendras y ayune una vez al mes y la condición mejorara. Recuerde, coma para vivir, no viva para comer y tenga confianza en Dios.

Las 3 mascarillas más potentes para un cutis hermoso

1. Barro-Licuar barro con agua destilada hasta que tenga una consistencia cremosa. Aplicar en el rostro, cuellos, manos y senos y dejar por 25 minutos. Luego remover, sin frotar, con agua templada(usar barro comprado).

2. Harina integral- hacer el mismo procedimiento que con la mascarilla de barro. A esta crema se le añaden 2 cucharadas de miel y se mezclan bien y luego se aplica.

3. Fresas- Conseguir fresas frescas. Se utilizan 5 fresas, se le añade agua de rosas, se maja con un tenedor hasta tener una consistencia cremosa y luego se aplica.

PROCEDIMIENTO

El primer día se aplica la de barro. El segundo día se aplica la de harina integral y el tercer día se aplica la de fresas. Este procedimiento lo puede utilizar semanalmente. Su cutis lucirá más joven, lozano y suave.

Para las estrías en la barriga y senos

1/2 taza de aceite de oliva,1/4 de taza de gelatina de sábila, 6 capsulas de Vitamina A. Mezcle todo y aplique una vez por día hasta ver resultados. Dejarlo puesto de 6 a 8 horas.

Cómo mantener sano los riñones

Los riñones son de suma importancia para nuestra existencia, por alguna razón Dios puso dos en vez de uno. Cuidarlos debe ser nuestro mayor empeño. Hay varias condiciones de los riñones, pero aquí le voy a mencionar solo cuatro de ellos.

1. Acidosis renal tubular - el riñón no absorbe bien el bicarbonato y este afecta los riñones.
2. Hidronefrosis -cuando los riñones y la vejiga se llenan de agua.
3. Glomerulonefritis - inflamación de las pequeñas unidades renales de filtración.
4. Uremia- acumulación de desgastes tóxicos.

Sugerencias para mantener los riñones sanos:

1. Beba agua correctamente (ver pág. 28). El riñón necesita agua, sin agua se calienta y se llena de bacterias y de residuos.
2. Haga ejercicios para eliminar los tóxicos del cuerpo.
3. El pelo o la barba de maíz (elote) limpia el riñón. Tómelo por la noche, 10 minutos antes de acostarse, por 5-7 noches corridas. Sus riñones

se lo agradecerán. Esto saca la arenilla y mata las bacterias que haya en el riñón.

4. Las semillas de calabaza y las de melón limpian el riñón.

5. No utilice recipientes de aluminio para confeccionar los alimentos, ya que el aluminio se aloja en el riñón y es una de las causas por las cuales a la gente se le afecta el riñón, baja su porcentaje y resulta en diálisis.

6. No utilice recipientes de teflón, el aditivo de la pintura se desprende y se aloja en los riñones.

7. Utilice el jugo de Cranberry o Arándano, estos limpian los riñones y matan las bacterias.

8. No consuma demasiado fosforo, esto perjudica el riñón, el pescado contiene mucho fosforo.

9. No coma carne, el exceso de proteína también daña el riñón, si la consume que sea moderado.

10. Las nueces también tienen proteínas. Coma solo de 5 -6 almendras diarias, no más.

11. Evite los productos lácteos, utilice leche de soya, papa, ajonjolí, orchata, tofu o almendras.

12. Recuerde: Por el riñón pasa la sangre y si el riñón está limpio, usted tendrá mejor salud.

13. No usen las gaseosas, cafeína, chocolate, cocoa, pimienta ni te negro.

14. Reduzca el ingesto de sal.

15. Para disolver cálculos renales se utiliza el jugo de 2 limones agrios y se le añade 8 onzas de agua, luego lo calienta y se lo toma seguido de 2 cucharadas de aceite de oliva. Hágalo por 2 a 3 días a la semana por un mes.

16. La falta de las vitaminas A, B6 y magnesio puede causar cálculos renales. La B6 (10 mg. x día) reduce la cantidad de oxalato de la orina.

Asma

El asma es una enfermedad pulmonar que causa bloqueo de los canales respiratorios. Durante un ataque de Asma los músculos alrededor de los bronquios se comprimen y se hace difícil respirar. Usualmente estos ataques empiezan con una tos seca, generalmente por las noches.

¿Qué causa el asma? He aquí una lista: contaminantes, drogas, plumas de aves, perros, gatos, polvo, DDT, humo, moho, tabaco, aditivos alimenticios, leche de vaca, gasolina, helados, huevos, azúcar, etc.

Hay dos tipos de asma, la intrínseca y la extrínseca. La intrínseca comienza generalmente de los 2 a los 17 años y la extrínseca generalmente empieza después de los 30 años y es más severa.

Varios tratamientos:

1. Utilizar un vaporizador que eche aire frio y húmedo con aceite de eucalipto(esto ayuda bastante)
2. Si tienes flema, bebe un diente de ajo machacado, licuado en una taza de agua para provocar vomito (esto afloja la flema).
3. El aceite de gordolobo tomado con jugo es muy efectivo (una cucharada en agua o en jugo). (Esto alivia la congestión pulmonar.
4. No coma alimentos de comida rápida, ni chocolate, ni pescado.

5. Beba agua suficiente(es una onza de agua por cada libra de peso corporal). (Esto ayuda aflojar y eliminar la flema).
6. Toque un instrumento de viento cuando este sano(esto ayuda a expandir los pulmones).
7. Camine o corra.
8. Respire profundo por la nariz.
9. No se acueste a dormir tarde (trate de dormir 8 horas).
10. Receta para eliminar la flema de los bronquios.

Ingredientes:

Una cebolla blanca

Una hoja de sábila(se utiliza lo gelatinoso)

Dos limones amarillos agrios (se parten en cuatro y se muelen con todo y cascara.

Dos dientes de ajo

Diez onzas de agua

Procedimiento:

Se licuan los cuatro ingredientes mencionados. Luego se cuelen con un paño blanco o un colador blanco (nuevo). Se exprime bien hasta sacar todo el jugo. Luego se le añaden 8 onzas de agua al jugo que se saco. Y se le añade media caneca de miel de abeja o endulzar a gusto con miel. Añada dos gotas de aceite de Eucalipto. Tomar dos cucharadas por la mañana y noche. Se guarda en recipiente de cristal en la nevera. Se toma por dos meses y toda la flema desaparecerá.

Los Ojos

En este capítulo trataremos algunos de los problemas más comunes de los ojos. Ejemplo de estas condiciones son: visión borrosa, manchas de sangre, círculos oscuros, resequedad, visión doble, picazón, lagrimeos, enrojecimiento, pelotitas en los parpados, entre otros. Muchas de estas condiciones son causadas por falta de varias vitaminas, ejercicio, oxigenación apropiada, falta de agua, falta de descanso y una alimentación sana y nutritiva. Los ojos al igual que el cerebro usan mucho oxigeno y agua. Cuando faltan estos elementos empiezan a fallar.

Alimentos y vitaminas importantes:

1. El jugo de los granos de una mazorca de maíz (elote) le brindan vida a los ojos. Se muelen los granos en la licuadora, se cuela y se toma preferiblemente en las mañanas, dos a tres veces por semana. Esto tiene un alto contenido de vitamina A.

2. La calabaza cruda rayada es otra fuente de vitamina A. Se puede mezclar con las comidas como ensalada, pero no debe incluir hojas verdes. Se puede mezclar con la zanahoria ya que es otra fuente de vitamina A.

3. El utilizar grandes cantidades de vitamina A(sobre 50 mil unidades por día)todos los días puede causar debilidad, perdida de cabello, jaquecas, hígado y bazo inflamados, anemia, rigidez y dolor en las

coyunturas. Las mujeres de edad procreativa deben tener cuidado con la vitamina A, pues muchos partos defectuoso están vinculados al uso excesivo de esta vitamina. El tener moderación es lo ideal.

Cómo fortalecer la vista:

1. Haga ejercicios. Ya que como el cerebro necesita oxigeno, los ojos también lo necesitan. Camine por los menos 30 a 40 minutos diarios, tres veces por semana.
2. La desnutrición tapa las arterias y eventualmente quedamos ciegos, si no alimentamos bien a nuestro cuerpo. Coma saludable.
3. No coma nada frito. Los radicales libres que se encuentran en estos alimentos perjudican la salud de los ojos.
4. Tome un día jugo de zanahoria, otro día jugo de apio, otro día jugo de perejil y otro día jugo de remolacha.
5. El mineral zinc es muy importante, bébalo en la mañana después del desayuno.
6. No tome líquidos antes de acostarse. Evite la sal, el cigarrillo o el tabaco.
7. Los teses de Eufrasia, sello de oro, frambuesa roja, ayudan a los ojos.
8. Las vitaminas más importantes para la vista son las siguientes: A-50 mil, complejo B, C-1,000mg, E, selenio y zinc. No las tome juntas. Un día tome una con vitamina C y otro día tome otra con la vitamina C. No las tome todos los días, dele a su cuerpo un par de días de descanso y continúe.
9. La clorofila es muy importante para limpiar la sangre. Tome una cucharada todas las mañanas a las 6:45 am.
10. La nicotina, el azúcar y la cafeína debilitan los ojos.

11. La mantequilla, margarina y la manteca no son buenos para los ojos.
12. No tome leche de vaca, ni chocolate, ni refrescos cafeinados y nada de aluminio, ni teflón, ni hierro para cocinar sus alimentos.
13. Por último, no vea televisión con la luz apagada, esto perjudica la vista.

Algunas enfermedades de los ojos:

1. Miopía- Palabra griega que significa ojos cerrados. Entrecerrar los ojos para ver los objetos distantes es una de las señales más comunes en la miopía.
2. Pterigión-Se describe como un pliegue triangular de tejido o recrecimiento de la conjuntiva que es la capa mas exterior del ojo. Esto crece en diferentes proporciones hasta cubrir el ojo.
3. Glaucoma- Es una enfermedad del ojo que se define como una neuropatia degenerativa de las fibras del nervio óptico. Utilizar Rutín, Vitamina A, espinaca, GinkoBiloba y la eufrasia para combatir esta condición.
4. Astigmatismo- se define como una deformidad de la córnea. Lo que produce que toda luz al entrar al ojo no enfoque en el mismo lugar.
5. Presbicia - Es la pérdida de la habilidad de enfocar a corta distancia y es progresiva.

Recuerde, la moderación en el comer y cuando digo comer, es alimentarse bien o sea nutritivo. Recuerde hacer ejercicios adecuados. Tome sus vitaminas siempre dejando de dos a tres días de descanso sin tomar ninguna de ellas. Recuerde, la confianza en Dios y la perseverancia son la clave para el éxito.

Lupus

Lupus es una enfermedad donde se inflaman los tejidos conectivos. Ejemplo de ello es el dolor en las rodillas, codos, dedos, muñecas, caderas y todo lo que conecte el hueso con otro hueso. Hay varias señales o síntomas que el cuerpo refleja o emite cuando la enfermedad está presente. La siguiente es una lista de algunas de las señales o síntomas de lupus:

1. Fiebre repentina
2. Fatiga
3. Dolor de coyuntura
4. Erupción de la piel (en inglés Butterfly)
5. Caída de pelo masiva
6. Problemas serios con los riñones
7. Bajo nivel de células blancas
8. Y otros más

El Lupus es que el sistema inmune se ataca a sí mismo. Se conoce también como la enfermedad lobo. En este capítulo hay varias sugerencias para estabilizar y combatir esta condición. Debemos recordar que Dios en su infinito amor ha dejado en la madre naturaleza un sinfín de plantas y hierbas que son de vital importancia para nuestro provecho y bienestar.

¿Qué hacer cuando se tiene lupus?

1. Evitar los rayos ultravioletas del sol. Si hemos de tomar baños del sol, deben ser de 7:00 a 9:00 am y una hora y media antes de la puesta del sol.
2. Evitar el estrés, fatigarse en exceso, exposición a químicos como limpiadores, pesticidas y algunas drogas.
3. Hay que eliminar todo tipo de carne, ni terrestres, ni de aire, ni acuática.
4. Eliminar toda comida chatarra, frituras, gaseosas, chocolate, café, bebidas alcohólicas.
5. Evitar el alfalfa, pues contiene canavaína y esto afecta la función de la argina.
6. Un día de ayuno sería ideal y saludable. Hágalo cuatro veces al mes. Si toma algún jugo en ese día que sea sin azúcar y hecho de frutas.
7. No se debe usar pastillas anticonceptivas.
8. Hay que eliminar todo parásito del cuerpo. Los parásitos están asociado al lupus. Los parásitos empeoran la condición. Las semillas de calabaza, papaya, melón rojo y las de las chinas (naranjas) eliminan los parásitos. Cómalos todos los días por dos meses, alternándolos diariamente para un mejor resultado.
9. Evite la leche de vaca y sus derivados.
10. Haga ejercicios temprano en la mañana o por las tardes, 30-40 minutos diarios 3-4 veces por semana.
11. Acuéstese temprano, por ejemplo 9-10 pm. Debe descansar bien, el cuerpo se repara con el descanso.
12. Haga ejercicios de respiración. Esto llevará oxígeno al cerebro.

13. Tome una cucharada de clorofila líquida con una vitamina C de 1000 mg en 16 onzas de agua todos los días, 20 minutos antes del desayuno.
14. Coma bien, pero coma sano.
15. Tome agua correctamente. Es una onza de agua por cada libra de peso corporal. (ver pág. 28)
16. Sobre todo tenga confianza en Dios quien es el Creador de nuestro cuerpos y El te dará la victoria.

Lombrices

En este capítulo les informaré sobre las lombrices o parásitos que afectan nuestra salud. Ellos viven dentro del cuerpo, en el estómago, intestino y otros órganos. Estos son algunos síntomas que se presentan con estas lombrices o parásitos: diarrea, gas inflamatorio, alergias, estreñimiento, tos seca, picor anal, los niños mientras duermen tienden a rechinar los dientes, pueden haber espasmos, pérdida de peso y apetito, barriga grande en los niños, fatiga crónica, en fin hay varios síntomas que podemos mencionar.

Hay varios tipos de lombrices o parásitos:

- Solitaria- esta puede crecer hasta 20 pies de largo y vive en el intestino.
- Gusanillo- entra en su cuerpo barrenando los pies mientras usted camina por terreno contaminando.
- Pinworm- se aloja mayormente en el recto causando picor.
- Triquina- procede del cerdo y vive en el intestino. Produce una enfermedad conocida como triquinosis.
- Gusano nematelminto- puede vivir desde el estomago hasta el ano. Estos parásito traspasan el intestino y se alojan en otros órganos del cuerpo.

Estas lombrices se transmiten a nuestros cuerpos por falta de higiene, no lavarse las manos antes de comer y después de ir al baño, al comerse las unas, al consumir vegetales sin lavar, comer carne a medio cocinar, tomar agua contaminada o bañarse en aguas contaminadas, caminar descalzo en lugares contaminados con excrementos de perros, gatos, aves, humanos o animales muertos.

Estos parásitos tras que se comen nuestro alimento, también excretan en nuestro cuerpo sus desechos tóxicos y por esta razón la gente que está afectada por lombrices empieza a deteriorarse más rápidamente y puede contraer algunas de estas enfermedades: artritis, colitis, diabetes, jaquecas, fatiga, lupus, indigestión, barriga inflamada, gas, flema, cáncer entre otros.

Cómo eliminar estos parásitos tan repulsivos de nuestro sistema:

1. Haga una desintoxicación a base de frutas por tres días.
2. Coma ajo crudo en las comidas o bébalo como pastillas rebanado bien fino con agua antes de dormir. 10 a 12 rebanaditas de ajo, de 2-4 semanas.
3. Tome sábila batida con agua 2 a 3 veces por semana por 2-4 semanas.
4. Comer en la mañana, después del desayuno una de estas: una cucharada se semilla de papaya, o 4-6 pepitas de china (naranja), o un puñado de semillas de calabaza. 2-3 veces por semana.
5. Coma una dieta rica en fibra como higos, pasa, guineos (bananas) maduros.
6. Beba agua correctamente. Es una onza por libra de peso corporal.
7. Para eliminar la solitaria, comerá solo piña por tres días. La bromelaina de esta fruta la eliminará.

8. No utilice leche, azúcar y evite el queso en todas sus formas.Coma saludable.

9. Si adoptas un régimen sano, no habrá lombrices en nuestros cuerpos.

Problemas de los órganos pélvicos femeninos

Hay varias condiciones que afectan la parte genital de la mujer. Muchas veces se le da poca importancia a este asunto por temor a tener que visitar a un medico. La parte genital femenina es muy delicada y susceptible a las bacterias y los hongos. En los casos en que la mujer está sexualmente activa el riesgo es mayor, ya que la mayor parte de esas infecciones son transmitidas sexualmente. Es muy importante que se laven o bañen y usen jabones antibacteriales. Deben tener manos y uñas limpias, ya que debajo de las uñas se acumula mugre y bacterias, especialmente en los varones. Deben tener la precaución de no tocar perro, gatos, pájaros u otros animales, ya que son portadores de diferentes virus. También hay que tener cuidado con los aparatos intrauterino. Hay que evitar la contaminación con ellos. Verifique que esté limpio y esterilizado. El uso de la ducha vaginal es otro factor de riesgo, ya que al momento de insertarla debe lavarse las manos y el equipo que va a utilizar. Un estudio realizado arrojó que el 90% de las mujeres entre 16-17 años se habían infectado con las duchas vaginales. Para limpiar el área afectada debe conseguir medio galón de agua destilada y dos dientes de ajo. Se machacan los dos dientes de ajo y se colocan dentro del medio galón de agua, se cuela y se guarda esta agua en la nevera. Se esteriliza el instrumento adecuado para la ducha y luego se llena con el agua de ajo que se había preparado. Usted se acuesta con una almohada debajo de las caderas y se aplica la ducha. Debe permanecer de 25 a 30 minutos acostada. Se repite el procedimiento por 3 ó 4 días. El problema de la infección desaparecerá. Trate de alimentarse lo más sano posible y tome agua adecuadamente. Tome también 1,000 mg de vitamina C todas las mañanas.

Problemas Salivares

Cuando no hay suficiente saliva aparecen varias condiciones. Algunas de estas condiciones son: la boca se reseca, la poca saliva que hay es pegajosa, la lengua se pone blanca, hay grietas y a veces hay dolor. ¿Qué causa que la saliva deje de fluir?

He aquí varias causas:

1. El cuerpo no tiene agua suficiente.
2. La goma de mascar hace que las glándulas salivares sobre trabajen y dejen de funcionar bien.
3. Pobre nutrición.

Como corregir el problema:

1. Tome agua debidamente. (ver pág. 28)
2. Tome un poco de jugo de limón lo más puro que se pueda media hora antes de las comidas para estimular las glándulas salivares.
3. Tome 100mil a 150 mil mg. de vitamina A por 4 ó 5 días, en las mañanas con la vitamina C de 1,000 mg. para corregir el problema.
4. El "Colloidal Silver" o "Plata Colloidal" ha resultado ser efectivo para corregir este problema. Se utiliza una cucharadita en las mañana, al medio día y por la tarde. Siempre media hora antes de las comidas por tres días. El problema se resuelve en el 90% de los casos de resequedad bucal.

5. La buena dieta, la alimentación sana, el ejercicio al aire libre y la confianza en Dios son los mejores remedios.

Candidiasis

Recomendaciones para candidiasis

Debe tomar:

1. Acidophilus Lactobasilus
2. Multidophilus-12 (20 billion)
3. Complejo B con extra Biotina (100 mg, 3 x día)
4. B-12 sublingual (200 mg, 3 x día) entre comidas
5. Aceite de Germen de Trigo
6. Cápsulas de ajo (2 cápsulas, 3 veces por día)
7. Vitamina C (1000mg cada mañana)
8. Vitamina A (25000mg- una diaria)
9. Jugo de sábila (4 onzas diarias)

Debe evitar:

1. Anticonceptivos orales
2. El azúcar
3. Productos lácteos
4. Alcohol
5. Chocolate
6. Alimentos fermentados (maví, vinagre. . .)
7. Cereales con gluténicos (Avena, Trigo, Centeno, Cebada, por lo menos 4 meses)
8. Toda carne de índole animal incluyendo mariscos
9. Productos con levadura
10. Antibióticos (estos destruyen bacterias benignas)
11. Ropa interior que no sea de algodón .

NOTA: Los suplementos vitamínicos deben tomarse por solo un mes. Si la condición persiste continúe un mes más. La recomendación de lo que se debe evitar debe convertirse en un estilo de vida para usted. Así evitará esta y otras condiciones.

Auto examen de acidez

Síntomas iniciales con un poco de acidez:

1. Acné
2. Agitación
3. Dolores musculares
4. Manos y pies fríos
5. Mareos
6. Poca energía
7. Dolores en las coyunturas
8. Alergias a comidas
9. Sensibilidad química a olor, gas y calor
10. Hiperactividad
11. Ataque de pánico
12. Calambres premenstruales y menstruales
13. Ansiedad y depresion premenstrual
14. Inapetencia sexual
15. Hinchazón
16. Acidez estomacal
17. Diarrea
18. Estreñimiento
19. Orina caliente
20. Orina con olor fuerte
21. Dolor de cabeza
22. Respiración con jadeo
23. Latidos del corazón rápido
24. Latidos del corazón irregulares
25. Lengua de color blanco

26. Dificultad al levantarse por las mañanas
27. Cabeza congestionada
28. Sabor metálico en la boca.

Síntomas intermedios con más acidez:

1. Ulceras bucales (Herpes I&II)
2. Depresión
3. Pérdida de memoria
4. Falta de concentración
5. Dolores de migraña
6. Insomnio
7. Desordenes en el olor, probar, ver, oír
8. Asma
9. Bronquitis
10. Fiebre de heno
11. Dolor de oídos
12. Sarpullido
13. Hinchazón
14. Infecciones virales (catarro, influenza)
15. Infecciones bacterianas (Staph, Strep)
16. Infecciones de hongos (Cándida y vaginal)
17. Impotencia
18. Uretritis
19. Cistitis
20. Infecciones urinarias
21. Gastritis
22. Colitis
23. Caída de Cabello excesiva
24. Soriasis
25. Endometriosis
26. Tartamudear
27. Adormecimiento y hormigueo
28. Sinusitis

Síntomas avanzados con mucha acidez:

1. Crohn's disease
2. Schizoprenia
3. Dificultad de aprendizaje
4. Hodgkin's disease
5. Systemic Lupus Erythematosis
6. Esclerosis múltiple
7. Sarcoidosis
8. Artritis Reumático
9. Myasthemia gravis
10. Scleroderma
11. Leucemia
12. Tuberculosis
13. Todos tipos de cáncer

La alimentación correcta y sana y el uso de clorofila (una cucharada diaria 15 minutos antes del desayuno), cambiarán en sólo tres meses el PII de su sangre y dejará de ser ácida.

Las Tiroides

Hay muchas personas que padecen de las tiroides. Estas glándulas son de vital importancia para el ser humano. Ellas son las que le dicen al resto del cuerpo cuando producir más o menos calor. Su forma es como una mariposa y se encuentra enfrente del cuello. La pituitaria que está en el centro del cráneo trabaja en conjunto con la tiroide, que emite una hormona que le dice a la tiroide que sea más rápida o más lenta. Por esta razón debemos alimentarnos bien para que ambas, la pituitaria y la tiroide estén sanas y saludables.

Para el bocio y nódulo se colocan 3-4 cucharadas de sal de higuera en un paño y se envuelve. Luego se remoja el paño en agua tibia y se coloca en el cuello de 10-15 minutos.

Dos a tres veces por semana por tres semanas. Esto reduce la inflamación y reduce los nódulos.

Los síntomas de una tiroide afectada son los siguientes:

1. Aumento de peso
2. Bajo peso
3. Temblor de las manos
4. Las palmas de las manos amarillas
5. Fatiga
6. Pulso lento
7. Calambres
8. Infecciones
9. En las mujeres, mucho dolor en la menstruación
10. Secreciones por las mamas
11. Infertilidad, depresión
12. Los ojos se comienzan a brotar
13. Piel seca
14. Uñas frágiles
15. Otros

Qué afecta a la tiroide:

1. Pobre alimentación
2. Comida chatarra
3. Mucha fritura
4. Falta de ejercicios
5. Poco descanso
6. Mucha azúcar y sal
7. Manteca de cerdo y vegetal
8. Cigarrillo, café, chocolate, productos lácteos
9. Falta de agua (ver pág. 28)
10. Comer mucha carne
11. Harinas refinadas
12. La falta de iodo

Las tiroides se componen en su mayoría de iodo. Algunas fuentes de iodo son :

1. La piña
2. Zábila
3. Ajo crudo
4. Quelpo (kelp)
5. Plantas marinas
6. Peras
7. Hojas verdes
8. Alcachofa
9. Cítricos
10. Otros

Hay algunos medicamentos como tiroxina, pero esto causa aceleración cardiaca si se utiliza frecuentemente y otro medicamento conocido como sintroide, este provoca la pérdida de la masa ósea. La mejor forma es alimentarse correctamente y balanceada, así nuestro cuerpo estará más sano y mejor nutrido y esto es el plan y el propósito de Dios para nuestras vidas.

El colesterol

El cuerpo humano no puede funcionar sin el colesterol, tanto el bueno (LAD) como el malo (LBD). El único problema es que el LAD entre más alto mejor, pero el LBD lo normal es 200 o menos. El colesterol bueno LAD es lipoproteína de alta densidad, limpia las arterias y es saludable. El colesterol malo LBD es lipoproteína de baja densidad y tapa las arterias que es perjudicial.

¿Cómo mantener el colesterol controlado y en su nivel?

1. No le eche al arroz aceite para cocinarlo, solo agua, la sal y el arroz. Cuando los sirva en el plato le echa 2 a 3 cuchadas de aceite de oliva.

2. Los mejores aceites son: germen de trigo, de semilla de linaza, de uva y de olivo.

3. La mantequilla de maní que venden en los supermercados no es buena ya que esta hidrogenizada y a veces le echan manteca de cerdo. La de Las tiendas naturalistas es mejor.

4. Un huevo tiene 275 mg. de colesterol.

5. Las frutas y los frijoles contienen pictina, una química que rodea al colesterol malo y lo elimina del cuerpo.

6. La avena tiene pictina

7. El ajo crudo es muy poderoso para bajar el colesterol.

8. El ejercicio es muy importante para bajar el colesterol.

9. Los triglicéridos deben estar en 150 y el ajo también los reduce. (ver pág. 58)

Manchas en la piel

Los causantes de las manchas en la piel son varios. Hoy te presento cinco de ellos.

1. Los radicales libre en el torrente sanguíneo.
2. El hígado saturado de toxinas.
3. Pobre nutrición.
4. Falta de ejercicios.
5. Falta de baños del sol.

¿Cómo mantener una piel lozana?

A. Hay que comer alimentos de alta calidad nutritiva y sanos; utilizar la semilla de uva.

127

B. Purificando la sangre con agua, vitamina C de 1,000 mg y clorofila liquida (ver pág. 28).
C. La vitamina E es muy importante; es un poderoso ayudador de la sangre. Tomar de 800 a 1,200 mg pordía, 3 veces por semanas.
D. Vitamina A 30,000 mg por día, 3 veces por semana.
E. Pimiento verde molido en agua, aplicar en lugar afectado por las manchas. Aplicar por 30 minutos y luego remover con agua solamente, 2 a 3 veces por semana.
F. Limpiar el hígado y el riñón (ver pág. 60).
G. No ingerir grasas procesadas (frituras), no café, chocolate, alcohol, bajo en sal, tabaco, harinas refinadas, limite el consumo de azúcar, coma mas fibra ver pág. 49.
H. Las cremas no son buenas para la piel, lo mejor es vitamina E, aceite de oliva, miel o melaza, o barro. Luego lavar con jugo de limón y agua. Si va a utilizar algunas cremas, sea cuidadoso y lea las instrucciones, la mejor es la vitamina E. Recuerde, confié en Dios sobre todo y aliméntese correctamente y coma para vivir. No viva para comer.

Artritis

La Artritis es una enfermedad, por así llamarla, que afecta a miles de personas. Pero esta condición es más bien un conjuntos de deficiencias nutricionales. El cuerpo requiere atención, mantenimiento, ejercicio, agua, vitaminas, descanso, sobre todo tener un balance en cuanto a una alimentación sana y completa. Hay cinco elementos que son de vital importancia para combatir esta condición o evitar que seamos afectados por ella. A continuación una lista de estos cinco elementos y que aportan a nuestro cuerpo:

1. Agua- nuestro cuerpo es un 65% a 70% agua. El agua lleva nutrientes y arrastra desechos; también el agua llega hasta los puntos más lejanos como los pies, las manos y viaja a través de cada nervio, cartílago y cada conexión. Para más información (ver pág. 28).

2. Lo verde (clorofila)- La clorofila es un poderoso purificador de la sangre, nutre cada punto de nuestro cuerpo y fortalece cada nervio, cartílago y conexión conectiva. (ver pág. 82)

3. Vitamina C (1,000 mg.)- Sin la Vitamina C el cuerpo no puede asimilar muchos de los nutrientes que ingerimos. El cuerpo no almacena la Vitamina C por tal razón hay que tomarla todos los días. En adultos debe ser 1,000mg. ; en niños mucho menos. La mejor es la que contiene bioflavonoide. (ver pág. 38)

4. Calcio- La sangre requiere calcio. Todos nuestros huesos, cartílagos, tuétanos, nervios se alimentan de sangre y el calcio es vital para una buena salud (ver pág. 86).

5. Oxigeno- Sin oxigeno de cierto moriríamos, pero para tener un sistema nervioso sano, al igual que cada conexión conectiva requiere oxigeno. Hay que caminar por lo menos 30 a 40 minutos cada día o por lo menos 3 a 4 veces por semana (ver pág. 15).

Cuando no existen estos elementos el cuerpo se expone a contraer artritis y otras condiciones relacionadas como lo son: artritis reumatoide, reumatismo articular, artritis soriática, calambres y otros asociados. Es de vital importancia tener un estilo de vida saludable, limpiar nuestro cuerpo, ingerir alimentos sanos, realizar ejercicio y eliminar toda comida chatarra. Si realizamos una limpieza del cuerpo (debemos ver págs. 49) y si comenzamos a brindarle a nuestro cuerpo los cinco elementos y una buena alimentación, en tres meses te sentirás mucho mejor. Recuerde, coma para vivir, no viva para comer y la confianza en Dios es vital para restaurar nuestra salud y disfrutar de una mejor calidad de vida.

Cómo sacar los tóxicos del cuerpo

En este capítulo mencionaré varias formas de mantener una buena salud, eliminando las toxinas del cuerpo. Nadie quiere estar enfermo, pero es muy poco lo que hacemos para tener una buena salud. En el cuerpo humano se acumulan muchas toxinas por la comida y bebida, el ambiente, radiación y otros químicos como las pastas dentales, jabones, detergentes, desodorantes, etc. Si queremos tener un cuerpo sano y lleno de vida hay que realizar varios cambios en la forma de comer, beber todo lo que utilizamos para nuestro aseo personal, lo cual debe ser lo más natural que se pueda. Para lograr que nuestro cuerpo sane debemos realizar varias limpiezas profundas detalladas a continuación.

1. **Eliminar los metales pesados.** En nuestro cuerpo se acumulan metales tales como aluminio, cobre, hierro, plomo, etc. Para eliminarlo se utiliza la papa cruda (ver pág. 81) y un producto de nombre Heavy Metal Detox. Tanto la papa como este producto se puede utilizar por 3 a 4 días antes del desayuno y antes de dormir.

2. **Limpiar el colon.** Hay varios productos en las tiendas de salud para este propósito, utiliza el que más se ajuste a tus necesidades. También lo pueden realizar con frutas ácidas puestas al sol por una hora y luego comerlas es muy efectivo, sirve como purgante y elimina las toxinas del colon.

3. **Limpiar el hígado.** ver pág. 60. Si hay un órgano que debe estar limpio siempre es el hígado.

4. **Limpiar el riñón.** ver pág. 107. Este órgano también es bien importante que esté limpio.

5. **Matar todos los parásitos del cuerpo.** Ver página 117. La salud no mejorará hasta que los parásitos sean eliminados.

6. **Eliminar la Cándida del cuerpo.** La razón primordial por la cual la gente no baja de peso es la cándida. Hay que eliminarla para que entonces se pueda perder peso. Los antibióticos matan la flora intestinal y surge en su lugar la cándida. Tomando dos pastillas de multidophylus-12 de 20 Billón después del desayuno, almuerzo y cena por cinco días usted remplaza su flora intestinal. Estas pastillas deben estar en la nevera a la hora de comprarla, si no es así no las compre y cuando las utilice manténgalas siempre en la nevera.

Estas limpiezas se realizan una a la vez, dejando dos semanas de una limpieza a otra. Su cuerpo quedará nuevo y lleno de vida. Recuerde, Dios quiere que tengamos salud, cuide lo que come y cuanto come y a la hora que come, para que tus días sean placenteros en esta tierra. Come, pero come sano y nutritivo

Espasmos

Los espasmos no son otra cosa que calambre en los músculos y las coyunturas. Hay varios factores que contribuyen a que estos espasmos ocurran.

1. Falta de ejercicio. Ver pág. 15.
2. Mala nutrición.
3. Falta de agua. Ver página 28.
4. Las emociones fuertes.
5. El estrés es muy dañino para los músculos.
6. Poco descanso
7. Dormir en lugares incómodos
8. La falta de algunas vitaminas. Ver página 37.

9. Las harinas refinadas y el talco que tiene el arroz blanco afectan los músculos. Hay que lavar el arroz hasta que el agua salga clara.

Esta condición de espasmos es muchas veces mal diagnosticada como Síndrome de Fibromialgia. Hay varios lugares en el cuerpo donde ocurren estos espasmos:

1. La base del cráneo (nuca)
2. El cuello
3. La espalda alta y baja
4. Los hombros
5. Los muslos, rodillas
6. Los pies y la batata
7. Costillas
8. Las asentaderas
9. Los brazos

El ejercicio es vital para evitar estos espasmos y también para eliminarlos, dependiendo donde sea, se utiliza un ejercicio. Por ejemplo: cuando ocurre en los muslos, la persona siente dolor en la rodilla y los meniscos. El siguiente ejercicio practicado varias veces al día por 7 a 8 días elimina este espasmo: se hala el pie hacia atrás hasta que el talón toque el glúteo y mantiene esa posición por 50 segundos; luego se realiza con la otra pierna. Este ejercicio debe ser realizado de pie y nivelar rodilla con rodilla. Tal vez el espasmo es grande y no pegue el talón al glúteo, pero debe hacer presión cada día hasta que logre pegarlo. De esta forma eliminaras el dolor y el espasmo.

Otro ejercicio: acostado en la cama, halar las rodillas con las dos manos y pegarlas al pecho. Esto suelta la tensión de la cadera y alivia el dolor. La duración del ejercicio es de 40 a 50 segundos con cada pierna. Se debe repetir de tres a cuatro veces diarias hasta que la rodilla toque el pecho y sus piernas quedarán como nuevas. Debe tomar Vitamina C de 1,000mg., clorofila y agua (ver pág. 28). La Vitamina C es muy importante para los músculos.

Para la presión en los hombros, se acuesta en el piso y con una pesa de tres libras, la levanta en forma vertical y la deja que le hale el brazo hacia atrás hasta que pueda pegar la pesa al piso con el brazo extendido hacia atrás. Lo repite con ambos brazos 3 a 4 veces diarias hasta que la pesa toque el piso al lado de sus rodillas y toque el piso sobre su cabeza con el brazo extendido hacia atrás. Los resultados son asombroso y todo dolor y molestia desaparecen al par de semanas si es fiel con los ejercicios.

Para las costillas, aguante la respiración lo más que pueda. Esto expande el pecho y se estiran los músculos y el espasmo sede. Este ejercicio ayuda a los asmáticos ya que los músculos del pulmón también se expanden y eventualmente va a respirar mejor y su corazón trabajará mejor. Trate de caminar por lo menos 30 a 40 minutos lo más rápido que pueda, de esta forma eliminará el estrés, tendrá una mejor circulación y dormirá mucho mejor. Recuerde, Dios quiere que estemos sanos, no dependa de pastillas, los efectos secundarios son peores que la enfermedad. Practique una serie de ejercicio, una buena alimentación sana. Coma para vivir, no viva para comer. Tome agua y su calidad de vida será más sana, feliz y duradera.

Las Venas

¿Cómo mantener las venas y arterias en buenas condiciones? Hay muchas cosas que comemos y bebemos que afectan nuestras venas y arterias. Las siguientes son algunas cosas que afectan la salud de las venas y arterias:

1. Café
2. Chocolate

3. Frituras
4. Huevos
5. Carne de cerdo
6. Tabaco (en todas sus formas)
7. Otros

Para eliminar las venas varicosas se utiliza lo siguiente:

1. Vitamina B3 (Niacina) – esto ayuda a prevenir la coagulación de la sangre.
2. Vitamina C (1,000 mg) – fortalece las paredes de las venas y las arterias.
3. Vitamina E- dilata los vasos sanguíneos, reduciendo la formación de las venas varicosas.
4. Tome agua correctamente- (Ver pág. 28).
5. Coma alimentos sanos y nutritivos.
6. Haga ejercicios (3-4 veces por semana) – Ver pág. 15.
7. Dese masajes.
8. Confíen en Dios y tendrá paz.

Cistitis

La cistitis es una infección de la vejiga y el canal urinario. Los síntomas son: ardor, dolor en la parte baja del abdomen, olor fuerte en la orina, orina nebulosa y deseo constante de orinar (aun después de vaciar la vejiga).

¿Cómo combatir la cistitis?

1. Tome agua correctamente. Ver pág. 28.
2. Mantenga los riñones limpios y sanos. Ver páginas 107
3. Tome jugo de arándano (cranberry) cada media hora por ocho horas.

4. Tome té de ajo (2-3 dientes) por la noche tres días a la semana por dos semanas.

5. Evite el aluminio. Causa cistitis, alzheimers y parkinson.

6. Coma papas o guineos maduros para evitar cistitis y obtener potasio.

7. Evitar las pastillas anticonceptivas.

8. Realizar relaciones sexuales con manos y cuerpo limpio.

9. Evitar las relaciones frecuentes puesto que causan cistitis.

Debemos recordar que la salud se puede perder no tan sólo porque comemos, sino también por lo que hacemos. Debemos cuidar nuestra salud como un tesoro, este es el plan de Dios.

La Próstata

Son muchos los hombres que tiene alguna condición prostática. Hay varias condiciones, pero hay dos que son las más comunes: inflamación y cáncer. En este capítulo vamos a presentar la forma de mantener la próstata sana y como tratarla si tiene alguna condición.

Una buena alimentación es vital para mantener no tan solo la próstata sana, sino todo el cuerpo. A continuación una lista de cosas que dañan la próstata:

1. Azúcar
2. Café
3. Chocolate
4. Frituras
5. Carne de cerdo
6. Mariscos
7. Comida chatarra

8. Las sodas
9. Harinas blancas
10. Los lácteos
11. Drogas
12. Tabaco en todas sus formas
13. Falta de ejercicio
14. Falta de buen oxígeno
15. El estreñimiento
16. El ciclismo continuo
17. La motocicleta
18. Andar a caballo con frecuencia
19. El licor
20. Drogas medicinales como pilocarpina
21. El acto sexual repetidas veces
22. La masturbación es fatal para la próstata, entre otros.

Cómo mantenerla sana

1. La clorofila liquida es bien importante. Ver pág. 28
2. La vitamina C de 1,000mg. y agua. Ver pág. 28
3. Caminar de 30 a 40 minutos de 3 a 4 veces por semana.
4. Comida sana y saludable.
5. No prepare sus alimentos en recipientes de aluminio. Debe ser de acero inoxidable.
6. No comer frutas después de las comidas, comerlas antes. Ver pág. 75.
7. Practique el ejercicio de la mariposa con las piernas.
8. Al orinal, tire el chorro y aguante con el cuerpo esto desinflama la próstata. Trate de identificar el musculo para que lo ejercite aun cuando no esté orinando.
9. La semilla de la calabaza es muy buena para combatir los problemas de la próstata.
10. El zinc, 50mg. 3 veces por día, aceite de linaza 3 veces por día, la alfalfa, vitamina A 30,000mg.

por día, selenio 250 mg. 3 veces por día. El jugo de arándano muy importante (mejor conocido por cranberry)

11. Algunas hierbas útiles son la echinacea, el sello de oro y la cola de caballo. Son muy importantes en teses por la noche para contraer la próstata o bajar la inflamación.

12. Coma hojas verdes como lechuga, repollo, espinaca, la hoja del noni, la hoja de diente león, la hoja nueva del mangó y de aguacate. Estas hojas tiene la virtud de fortalecer nuestro cuerpo y cambia el Ph en la sangre de acido alcalino y esto permite que sanar de la enfermedad sea más rápido. No coma todas las hojas a la vez. Cada día como una diferente con las comidas y los resultados serán excelentes.

13. La hoja de Yantén y la de guanábana o graviola se toman en teses 10 minutos antes de acostarse, por 4 a 5 días a la semana por 3 meses.

14. Si hay inflamación de la próstata, evite estar en lugares fríos y húmedos por mucho tiempo.

15. No aguante el deseo de orinar, vacié la vejiga lo más pronto posible.

16. El comer sano, el buen ejercicio, el tomar agua correctamente y la confianza en Dios sobre todo, son la clave no tan sólo para una próstata sana, sino para una buena salud corporal.

Estrés

Cada vez son más las personas que sufren de estrés. Hombres, mujeres y jóvenes y aun los niños son afectados por el estrés. Podríamos mencionar varias razones por lo que la gente se estresa:

1. El mucho trabajo.
2. Estar desempleado.
3. Una enfermedad de un ser amado.
4. Las deudas.
5. Los viajes en carro o avión.
6. Los ruidos.
7. El no poder dormir.
8. El sobrepeso.
9. Las preocupaciones.
10. La familia.
11. El medioambiente.
12. Los afanes.
13. La economía local o mundial.
14. Otros.

Cómo tratar esta condición. La medicación no es lo mas recomendado por varias razones:

1. El cuerpo no necesita más tóxicos de los que tiene por el estrés.
2. Causaríamos daño al hígado, riñones y aun al cerebro.
3. La mejor forma par combatir el estrés es caminando (ver pág. 15), ya que de esta forma llevaríamos más oxígeno al cerebro.
4. El respirar aire puro en un bosque o contemplar un valle desde una montana, es fenomenal.
5. Duerma con la ventana abierta mientras pueda ya que esto permite que el aire circule.
6. Tome agua correctamente. Ver pág. 28.
7. Comparta con amistades de confianza y trate de ayudar a otra persona.
8. No se encierre en su cuarto, esto empeora la condición.

9. El alcohol, el fumar, las drogas, el tomar café contribuyen al estrés.
10. Los teses de hoja de naranja, lechuga, manzanilla, arándano, valeriana y echinacea, tomadas por separadas antes de dormir son excelentes.
11. La confianza en Dios y la oración son vitales para salir de esta condición. Si sigue estos pasos simples y sencillos, saldrá más rápido sin la necesidad de utilizar medicamentos que son dañinos para la salud.
12. Coma sano y nutritivo, pero aliméntese bien y evite toda clase de carne hasta que la crisis haya pasado.

Depresión

La depresión es más bien un conjunto de emociones fuertes causadas por diferentes situaciones tales como: desempleo, deudas, con la pareja, los hijos, una enfermedad, entre otras.

Cómo combatir este problema:

1. Camine por lo menos 30 a 40 minutos 3 a 4 veces por semana.
2. No se encierre en su cuarto, no esté solo o sola en su casa.
3. Dialogue con alguien de confianza o con algún ministro.
4. Respire bien profundo para llevar oxigeno al cerebro.
5. Póngase a cantar alguna alabanza al Dios del cielo.
6. Vaya a la playa si le es posible o a algún lago y contemple la naturaleza.
7. Practique algún deporte al aire libre.
8. Tome agua correctamente para sacar los tóxicos del cuerpo. Ver pág. 28.

9. No coma productos refinados, ni azucarados, fritos, café, chocolate, carne, alcohol, tabaco o algún calmante. Esto empeora la condición.
10. Trate de acostarse temprano, duerma bien, descanse.
11. No coma alimentos tipo chatarra, esto empeora la situación.
12. Coma balanceado, pero nutritivo y coma cada cinco horas.
13. Tome baños de sol, de 7:00 a 9:00 de la mañana. Muy importante, de 20 a 25 minutos.
14. No utilice drogas antidepresivas, son dañinas para su salud.
15. Ayude a otras personas y se sentirá mejor.
16. Llore todo lo que pueda para liberar la tensión.
17. Confié en Dios, entréguele su vida y todo se resolverá.

Hepatitis C

Son muchas las personas que padecen algún tipo de Hepatitis. Existen varios tipos de Hepatitis: A, B, C, E, No a y No B y Hepatitis Toxica. Esta la ultima, la Toxica, es como resultado de tantos contaminantes en el ambiente que entran al hígado por la piel, por el uso de drogas u otros químicos.

En este capítulo trataremos la Hepatitis C. La Hepatitis es una inflamación del hígado causada por un virus, bacteria, algún toxico fuerte, transfusión de sangre, intercambio de jeringas o agujas. Los síntomas son: piel amarillenta, ojos amarillos, dolor de coyunturas, cansancio, nauseas, orina oscuras, heces fecales blancuzcas, episodios de fiebres a menudo, diarreas, entre otros.

No debemos olvidar que el hígado es un órgano grande y realiza diversas funciones bien importantes, por tal razón hay que cuidarlo.

Como mantenerlo sano:

1. Coma sano y nutritivo
2. Evite el alcohol, tabaco, drogas, café, chocolate, grasas, carne de cerdo, comida chatarra.
3. Tome agua. Ver pág. 28
4. Desintoxique el cuerpo. Ver pág. 49
5. Limpie el hígado. Ver página 60, especialmente la #4 de ese capítulo.
6. Tome infusiones de hojas de ortiga por las noches (2-3 hojas en 2 tazas de agua).
7. Las raíces de ortiga se hierven en 2 tazas de agua. Tomar por las noches.
8. Tome las hojas de diente de león en infusión (10 hojas en 2 tazas de agua).
9. Las raíces de diente de león se hierven en 2 tazas de agua. Ambas se toman por la noche.
10. El tratamiento de estas hojas, ortiga y diente de león, son por cuatro meses, 5 días a la semana por la noche.
11. Este tratamiento es bien efectivo y no tiene efectos secundarios.
12. Haga ejercicio regularmente y acuéstese temprano.
13. Evite el estrés y estreñimiento . Ver página 53
14. Nunca coma frutas después de comer, las frutas se comen antes de las comidas, 10 a 15 minutos antes (ver pág. 75).
15. Tenga plena confianza en Dios y ponga en práctica lo que Dios estableció en Génesis 1:11-13 y su vida cambiará.

Cándida

Son muchas las personas que padecen de esta condición. Los síntomas son los siguientes: mal aliento, infecciones crónicas, estreñimiento, fatiga, cansancio, periodos de insomnio, problemas con las tiroides, problemas con las adrenales, indigestión, ataque de pánico, en las mujeres problemas con la menstruación, barriga inflada, debilita el sistema inmunológico, llagas blancas en la boca, descargas blancas por la vagina, vaginitis, picor vaginal, entre otras.

La *Cándida albicans* se encuentra en varios lugares del cuerpo: garganta, intestino, boca, tracto genital y no es perjudicial cuando está bajo control. Pero el uso prolongado de los antibióticos destruye la flora intestinal y esto le da paso a que la *Cándida albicans se* multiplique rápidamente causando serios problemas. La cándida no viven en el estomago, pero el estrés, la depresión destruyen los ácidos estomacales y esto le facilita la entrada al estomago y así se complica la situación.

Cómo combatirla: coma sano, utilice la clorofila liquida una cucharada con vitamina C de 1,000mg. (ver pág. 28). No consuma azúcar, carne, productos lácteos, alcohol, chocolate, alimentos fermentados, gluten, hongos, vinagre, levadura de cerveza, coma ajo crudo picado en las comidas. No haga malas combinaciones como comer frutas después de las comidas. No coma nada frito. Utilice multidophilus -12 de 20 Billón, 2 cápsulas después de cada comida por 5 días solamente. Tome agua a temperatura ambiente (ver pág. 28). Aceite de germen de trigo es útil en las comidas.

Debemos recordar que los químicos afecan nuestra salud cuando se utilizan por tiempo prolongado. El comer sano, balanceado y nutritivo es el plan de Dios y El es el médico por excelencia.

Guanábana

La guanábana es una fruta tropical que aporta muchos beneficios al organismo. Le mencionaré sus propiedades nutricionales y como su consumo puede beneficiar su salud. Tiene propiedades curativas en el tratamiento del cáncer. La guanábana provee proteínas, grasas, carbohidratos, fibra, cenizas, calcio, fosforo, potasio, hierro, vitaminas A y C, tiamina, riboflavina, niacina, triptófano, metionina, lisina y agua. El jugo de la fruta madura es bueno para el hígado y tiene un efecto diurético. El té de las hojas es antiespasmódico, sedativo,antiséptico, antidiabético, vasodilatador, antibacteriano y anticarcerígeno, combate la tensión y desordenes nerviosos, fortalece las defensas del organismo y contribuye a la regeneración celular. Las semillas pulverizadas se utilizan como repelente de insectos.

La guanabana, annona, graviola o chirimoya, por sus distintos nombres, es una fruta con alta concentración de acetogeninas, que tienen una fuerte capacidad de luchar contra el cáncer. Las acetogeninas pueden inhibir selectivamente el crecimiento de células del tumor, ayudando así a tener un sistema saludable. Se sentirá más fuerte y también inhibir el crecimiento de las células del tumor, ayudando así a tener un sistema saludable. Se sentirá más fuerte y saludable según lo vaya tomando.

Parkinson

Hay muchas personas que padecen esta condición. Aunque la causa no se sabe, los síntomas aparecen cuando hay deficiencia de dopamina en el cerebro.

Algunos síntomas

1. Estremecimiento de las manos en descanso
2. Cansancio
3. Rigidez muscular
4. Pérdida de apetito
5. Caminar lento
6. Demencia, entre otros

Causas:

1. Destrucción de las células productoras de dopamina.
2. El uso de aluminio, hierro, teflón y otros metales pesados bloquean los receptores dopamínicos del cerebro.
3. Un hígado sucio es otro factor.
4. Exceso de químicos, drogas y toxinas (ambiente o comidas).

Cómo combatirlo;

1. Una vida activa: ejercicios, caminar.
2. Respiración profunda
3. Trabajos manuales
4. Caminar descalzo por la grama o por la arena para descargar el cuerpo.
5. Utilizar germen de trigo en sus comidas.
6. Régimen alimenticio sano.
7. Utilice antioxidantes como Vitamina E, Vitamina C y las uvas, entre otros.
8. Eliminar las frituras, las grasas.
9. Utilice el suplemento de hierro.
10. Un té una o dos veces por semana al acostarse de una hoja de Yagrumo, es excelente para esta condición pues contiene dopamina.
11. Los frijoles, habas o habichuelas gigantes contienen dopamina.
12. Las frutas son el mejor reconstituyente del cerebro. Deben comerse con el estómago vacío 15 minutos antes de cualquier comida. (ver pág. 75)
13. No debe faltar la confianza en Dios, nuestro creador.

La calvicie o pérdida de pelo

Muchos hombres y mujeres padecen de esta condición. Hay varios factores que los provocan. En este capítulo mencionaremos algunas de las causas por la cual se cae el pelo y otras para recuperarlo y mantenerlo en buena salud. Es normal perder de 90 a 100 pelos diarios ya que donde se cae uno nace otro, si el folículo está vivo. Si el folículo muere ya no hay esperanza que el pelo nazca. La duración de un pelo es de dos a seis años.

¿Qué cosas afectan el pelo? La mala nutrición, enfermedad de la tiroide (ver pág. 124), falta de complejo

B, enfedad de la piel, bajar de peso en forma rápida, no se consumen productos que tengan hierro, los anticonceptivos, los tintes de pelo, la secadora de pelo, radiación, Rayos X, drogas, estrés, lavarse la cabeza con agua caliente, entre otros.

Cómo recuperar o mantener el cabello sano. Darse masaje en el cuero cabelludo para la buena circulación de la sangre. El ajonjolí, la almendra y la semilla de calabaza son excelentes para el pelo, se deben comer más a menudo. La vitamina A de 50,000mg. una por semana, la vitamina C de 1,000mg. todos los días, alga marina, niacina, vitamina E, PABA son excelentes y se deben tomar entre días, no todos los días. El mineral silicón que se encuentra en la avena es importante para el pelo sano. El romero estimula la circulación, se utiliza como enjuagador y evita la caspa. El exceso de sal y azúcar son perjudiciales para el pelo. No utilice alcohol ni tabaco en todas sus formas, evite los sombreros y las pelucas pues tumban el pelo. Coma sano, muchos vegetales, agua a temperatura ambiente (ver pág. 28). Limpie el hígado ya que determina lo que es piel, pelo y uñas (ver pág. 60). Ponga la cabeza hacia abajo de dos a tres minutos para llevar sangre a la cabeza, una buena vitamina para el pelo lo es Hair Factor Plus.

Confié en Dios y viva en paz y tendrá buena salud, física, mental y espiritual.

Osteoporosis

Muchas personas padecen de Osteoporosis. Es más frecuente en mujeres que en hombres. Comienza regularmente a los 50 años para ambos sexos, pero existen casos en mujeres a más temprana edad. Tratemos en este capítulo tanto la curación como la prevención.

Algunos síntomas son: dolor en casi todo el cuerpo, joroba en la espalda, dolor en las caderas y espalda baja, los hombros se ven caídos, los huesos se rompen con facilidad y la ropa que le quedaba bien, ahora le queda grande y larga.

¿Cuáles son la causas?

1. Falta de calcio
2. Mala absorción de calcio
3. Comida chatarra
4. Exceso de refrescos gaseosos
5. Falta de ejercicio
6. Falta de consumo de hojas verdes (lechuga, brocolli, espinaca)
7. Exceso de café, chocolate, alcohol, tabaco, drogas
8. Frituras

Curación y Prevención

1. Tomar una cucharada de ajonjolí 2 a 3 veces por semana. Es alto en calcio.
2. Tomar jugo de pana (panapen, buen pan, breadfruit) bien madura (blandita), 1 vaso 2 a 3 veces al mes.
3. Duerma en cama con mattress firme.
4. Tome baños de sol temprano en la mañana por 15 a 20 minutos, 2 a 3 veces por semana.
5. Tomar potasio, vitamina C y magnesio.
6. Consuma ajo y cebolla crudos puestos que su contenido de azufre es útil para los huesos.
7. Tomar vitamina B6 de 2 a 3 veces por semana, fortalece los tejidos conectivos.
8. Consuma alfalfa pues contiene vitamina K, muy útil para los huesos.
9. Existen fuentes de calcio que Dios en su infinita sabiduría colocó en otras frutas y vegetales para una buena salud tanto física como espiritual.

AVISO IMPORTANTE

S i padece de alta presión, diabetes u otras condiciones, por favor consulte su médico antes de comenzar cualquier tratamiento mencionado en este libro.

CPSIA information can be obtained
at www.ICGtesting.com
Printed in the USA
BVHW071346031019
560132BV00001B/60/P

9 781625 093455